宝宝常见病
预防调养食谱

第3版

邹春蕾／著

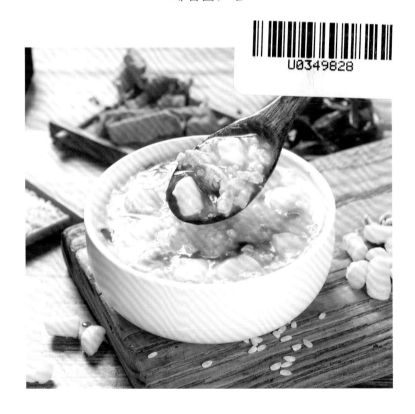

北京科学技术出版社

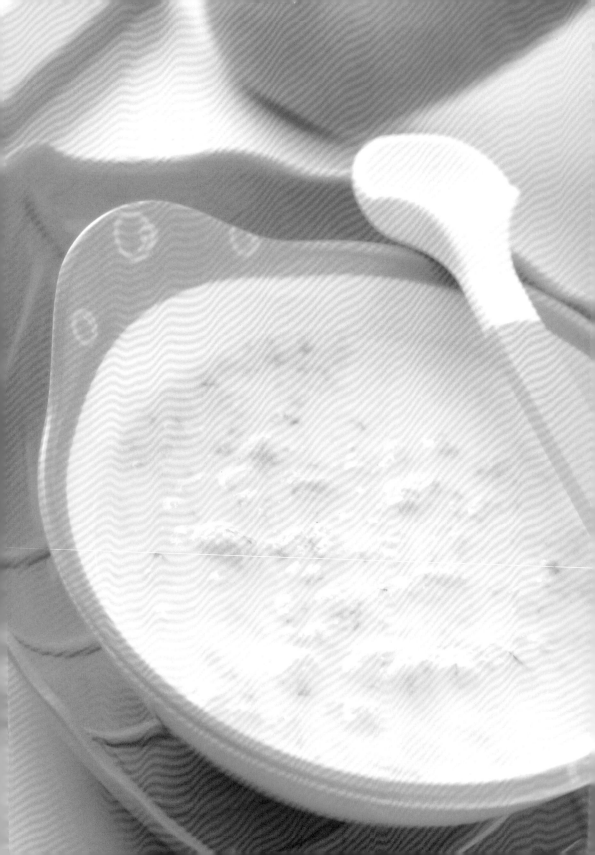

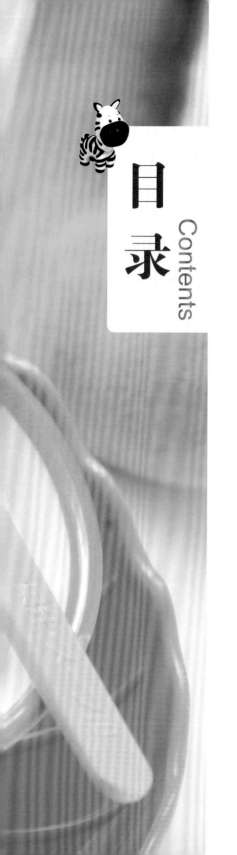

目录 Contents

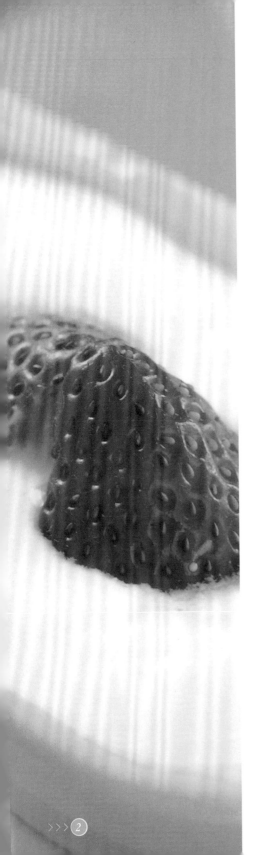

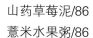

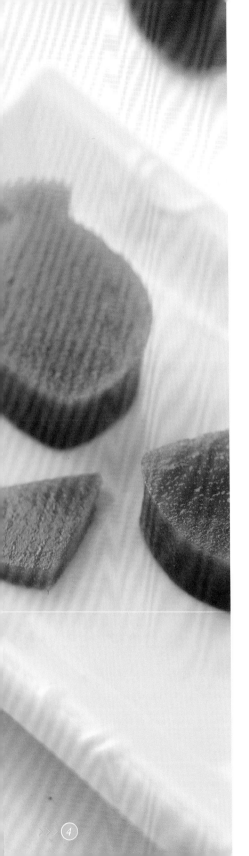

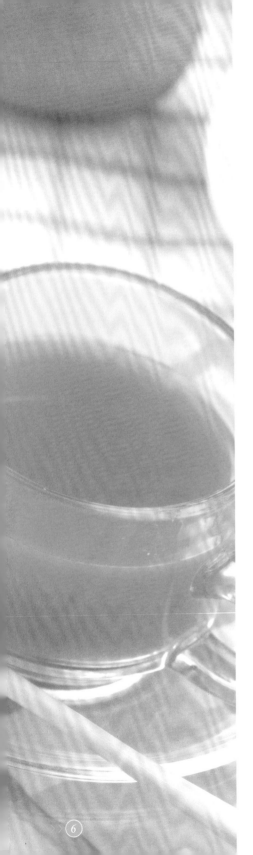

第4章　小儿常见病食疗及护理

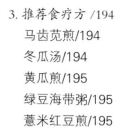

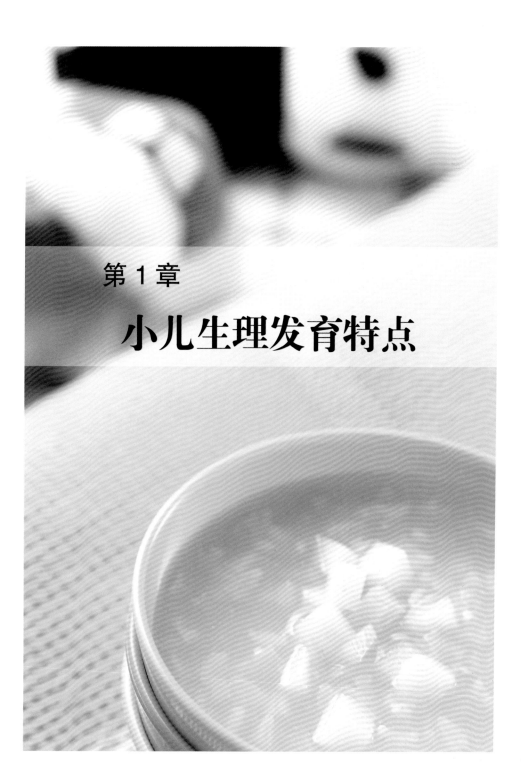

第 1 章

小儿生理发育特点

第1节
小儿的8种体质

一般把小儿的体质分为健康、寒、热（燥、火）、虚、湿、风、燥、过敏（特禀）8种基本类型。因为环境和食物的污染，过敏（特禀）体质的比例在逐年增加。

1 健康型体质

（1）体质特征

体形：身体结实，与身高相同的孩子相比体重较重（钙沉积到骨骼中的比例高）。

面色：面色红润，眼神灵活，嘴唇红润。

精神状态：精力旺盛，声音饱满。

饮食：吃饭香。

大小便：大小便正常。

其他特征：指甲无坑或白点，发质、皮肤润泽。

（2）饮食原则

食谱广泛，营养均衡。

2 寒型体质

（1）体质特征

体形：身体相对瘦弱（比后天喂养不当造成的瘦弱表现更为明显），与身高相同的孩子相比体重较轻。

面色：面色苍白，舌苔偏白。

精神状态：精神萎靡，不爱活动。

饮食：不主动吃饭，饭吃得不香；喜欢吃温热的食物，吃生冷油腻的食物容易腹泻。

大小便：大便较正常孩子稀软溏泄，小便量多、色淡。

其他特征：肌肉松弛无力，身体代谢活动比较慢，身体和手脚容易冰凉；多贫血、怕冷；因为吸收不好，抵抗力比较弱。

（2）饮食原则

饮食以温养脾胃为主，宜食辛甘温热的食物，如羊肉、鸽肉、牛肉、鸡肉、龙眼、生姜、蒜等；忌食寒凉的食物，如西瓜、冬瓜、白菜等，特别是冰激凌、冰镇饮料不能吃。

（3）护理方法

先天虚寒体质的孩子可以用艾条调理，具体的调理方法请咨询中医师，操作时注意别烫到孩子。

海盐包是个比较好用的驱寒方法，对因受寒引起的呕吐、腹泻、发热、打嗝等效果显著，属于家庭常备方，简单易行，价格实惠，建议有婴幼儿的家庭必备。

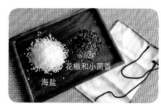

花椒和小茴香
海盐

材料：500克海盐，50克花椒，50克小茴香。

做法：铁锅烧热后关火，倒入以上材料，炒热后倒入布袋。布袋建议选择麻布材质、无色的。做好的海盐包可反复使用1年，1年后换新材料。

用法：腹泻、呕吐的孩子，可以用海盐包敷肚子（以肚脐为中心），孩子打出嗝或者放出屁就好了。风寒咳嗽的孩子，需要敷后背肩胛骨处的肺俞穴（背部第3胸椎棘突下，左右旁开二指宽处）的位置，但要注意温度（以35℃～40℃为宜）。0～1岁每次热敷10分钟左右，每天3次，保健每天1次即可；1～3岁每次热敷20分钟左右，每天3次。饭后2小时使用，不要在空腹或饱腹时使用。

R妈提示

热敷后必须大量喝水，促进新陈代谢，把六邪和毒素排出体外（强行用外力加快气血循环），否则毒素会重新回到肝肾，形成二次吸收，会对肝肾造成压力，有副作用！

❸ 热型体质

（1）体质特征

体形：体形壮实。

面色：颜面潮红，红脸蛋；舌苔偏红；眼睛特别容易出现红血丝。

精神状态：爱发脾气，烦躁，没有耐心，经常大喊大叫。

饮食：常口干舌燥，喜欢喝冰镇饮料；贪吃，但不喜吃热的食物，喜欢吃比较凉的东西。

大小便：常便秘，小便量少而黄。

其他特征：易上火发炎，睡觉不踏实，来回翻腾。这类孩子肺热的较多，总是上呼吸道发生问题，咽喉红肿或者咳嗽等；内热的孩子还特别容易感冒，感冒后高热的比例比较大。

（2）饮食原则

饮食主要以清热祛火为主，宜吃清热祛火的凉性食物，如绿豆、海带、梨、菱角、菊花、车前草、丝瓜、荸荠等，大多数蔬菜、水果以及海洋蔬菜、藻类均属凉性。凉性食物具有镇静及清凉消炎的作用，可改善热型体质者不眠、肿胀及炎症等问题。保证饮水量，以小便不黄、无异味为标准。减少动物性食物摄入或吃素一段时间，忌大量摄入肥厚甘腻的食物，过于辛热、咸甜及熏、烤、炸的食物也应该谨慎食用。

♥ R妈提示

　　咳嗽、痰湿、内热、眼屎增多的孩子，家长注意排查以下原因：吃得多，穿得多，盖得多，食物过于肥厚甘腻（尤其是过咸过甜）或摄入量过多。喝水较少、小便发黄的孩子，除以上细节外，还要注意食品添加剂的摄入量，已经发现给孩子吃过多含谷氨酸钠的味素、酱油导致掉头发、咳嗽严重的案例，护理细节非常重要！

（3）护理方法

白天可以玩一些促进新陈代谢的游戏，如拍手、蹦床等。

清天河水：从孩子的腕横纹沿胳膊内侧向上推到肘横纹。清天河水只能用左手，推之前要擦润肤油，力度跟羽毛拂过一样。保健每日推100下，退热3岁以下每日推200下，3岁以上每日推300下，症状减轻或消失即可停止。

每晚睡觉前用热水泡脚。

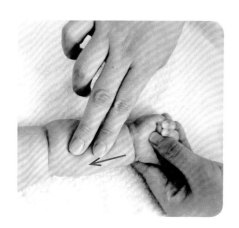

4 虚型体质

（1）体质特征

体形：身体瘦弱。

面色：面黄肌瘦。

精神状态：少气懒言，不爱活动。

饮食特点：饭量小。

大小便：大便溏软，小便断续无力。

其他特征：皮肤触手松弛、柔软、弹性差，容易体虚盗汗（手心、脚心常湿，晚上睡觉常出冷汗）。这类孩子先天肾元不足，抵抗力弱。

（2）饮食原则

虚型体质的孩子饮食的重点应该是气血双补。五谷为养，粗粮五谷和坚果类是补中益气最好的食材。亚洲人种体虚的孩子补虚不应该侧重于肉、蛋、奶等动物性高蛋白食物，而最应该在膳食结构中重视的是本地盛产的谷物、杂粮、坚果类食物。

小儿内脏全而未熟、熟而未壮，尤其是消化系统的发育，胃肠神经、肌肉，消化分解酶的数量和质量，都有一个逐步提高和健全的过程。很多家长带孩子看中医，常会听医生说"脾胃不和""脾胃虚弱"等专业名词，其实多数是由于家长给孩子的食物过多、过于复杂导致的消化系统障碍。简单地说，就是由于食材数量和种类、进食方法和时间等与孩子的发育不匹配，内脏负担过重导致的消化不良，而不是中医意义上的先天内脏发育虚弱。

5 湿型体质

（1）体质特征

体形：多肥胖（因为体内水分、营养过剩，代谢不出去）。

面色：没有明显特征。

精神状态：动作迟缓。

饮食：特别喜欢吃肉、奶油等肥甘厚腻的食物。

大小便：常腹鸣，大便溏烂，容易下痢腹泻；小便无典型特征。

其他特征：多痰，成年后特别容易血压高（有资料表明 12 岁就可能出现这种症状）。

（2）饮食原则

湿型体质的孩子控制饮食很重要，应常吃味淡、性温平的食物，多吃蔬菜、水果，尤其是一些具有健脾利湿、化痰利尿功效的食物，如小米、玉米、高粱、薏米、红豆、扁豆、山药、栗子、蚕豆等粗杂粮，白萝卜、冬瓜、黄瓜、西红柿、韭菜、洋葱、卷心菜、芥菜、大头菜、香椿等蔬菜，葡萄、橘子、西瓜、木瓜、荸荠、杏、荔枝、柠檬、樱桃、杨梅、佛手等水果，海带、紫菜、海蜇等海产品，以及紫苏、大蒜、葱、生姜、杏仁霜、莲藕粉、茯苓饼等。

　　不要暴饮暴食，进食速度不要太快，细嚼慢咽有助于食物运化。过于肥厚甘腻的食物，尤其是高蛋白的肉食，要减少摄入。各种油炸、油煎食物最好不吃或少吃。烹调应以淡盐为主，过于咸、甜的食物，成人吃多了也会有痰湿出现。添加剂过多的食物，身体排毒功能启动的时候，肝、肾、脾等脏器压力增大，也会造成身体运化不及而生湿。

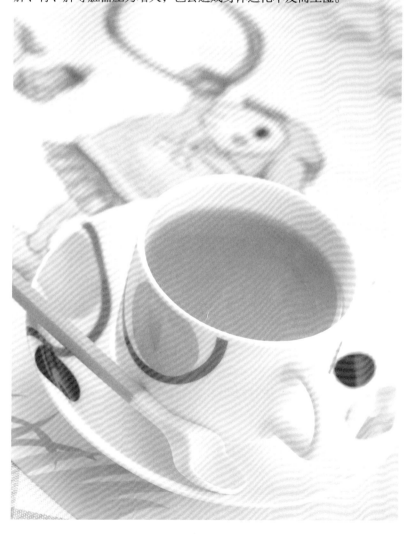

6 风型体质

风，指人体对外来物反应迅速，犹如风，来得快，去得也快，及时调整即可避免其不利影响。

（1）体质特征

体形：大多偏瘦，不是高瘦就是瘦小，很难吃胖。

面色：面色较苍白或者黄白不均匀；眼睛瞳孔颜色比较深，通常有眼袋，而且比较重，或者鼻梁有青筋。

精神状态：睡眠浅，容易醒。比较敏感。

饮食：很少有口渴感，不喜欢凉的环境和食物。和吃正餐相比，更喜欢吃点心、小吃。

大小便：大肠蠕动不规律，大便干硬，易便秘；小便无典型症状。

其他特征：喜欢有阳光、温暖的气候；即使是夏天，手脚有时也会突然冰冷；排汗少，脉搏细微快速、不稳定；皮肤容易干燥龟裂，可能有冬季痒的情况；肤色偏深，易晒黑；发质较硬，卷发；食指外侧、风关穴（食指根横纹中）旁边有一条经络，发紫且超过风关穴；指甲脆弱，易断裂。

（2）饮食原则

风型体质的孩子最大的健康障碍来自肠胃和神经系统：

- 消化能力时强时弱，家长要根据孩子的体征调整食材组成和饮食量。
- 容易受惊，且睡眠浅、容易醒来，同时比较敏感。所以应经常给孩子吃一些安神定惊的食物，甚至需要家长给予一些精神上的安慰或皮肤上的抚摸。
- 平静的心态、安静的环境以及温和的饮食对风型体质的孩子很重要。

7 燥型体质

（1）体质特征

体征：身子常有发热的感觉，人也十分怕热。

面色：脸常常红红的，像刚做完运动；经常揉眼睛；舌苔较红，同时有厚厚的黄苔。

精神状态：脾气较暴躁，不容易与人相处。

饮食：经常口干舌燥，口苦并有口臭，喜欢喝冷饮、冰水等。

大小便：大便干硬，常便秘；小便少且赤黄。

其他特征：无论温燥还是凉燥，其结果都会导致阴津耗损，出现皮肤干燥和体液丢失等症状（可能有冬季痒的情况），并伤及孩子尚未成熟的肺部，表现为口干、唇裂、鼻塞、咽痛、阵发性干咳，甚至流鼻血或咳出带血的痰等一系列类似上呼吸道感染的干燥症。容易上火，易伤及肺，故肺为春、秋、冬季防护重点。

（2）饮食原则

婴幼儿鼻、喉黏膜娇嫩，鼻腔干燥易导致喉部发痒，甚至出现干咳，累及上呼吸道，引发感染；同时皮肤干燥、汗液蒸发较快，较容易上火，使大便干硬，日常饮食应以润燥生津、清热解毒及助消化的食物为主。

孩子出现鼻燥、唇干、咽痛、干咳等症状时，除了要多喝水、多吃果蔬，如菠菜、空心菜、苦菜、苦瓜等，一日三餐也可适当煮些滋阴养肺的粥喝。方法很简单，可视症状选滋补肺阴、清除燥热、甘寒汁多的水果，如甘蔗、香蕉、山竹、猕猴桃、火龙果等入粥。其中，柚子是最佳果品，可以预防婴幼儿最容易出现的口干、皮肤粗糙、大便干结等干燥现象。银耳、百合、银杏、莲藕、莲子、菱角、白菜、山药、荸荠、胡萝卜、冬瓜等蔬菜，以及各种豆类及豆制品、带壳的蛤蜊豆腐汤、玉竹等药材或食材等均可入粥，发挥润肺生津的功效。

R妈提示

燥型体质的孩子应避免辛腥食物的刺激，牛肉、羊肉、鱼肉不吃为宜。水果的食用也要特别注意，不要食用容易上火的水果，如菠萝、榴莲、桂圆、荔枝等。

8 过敏型体质

过敏是身体对天然物质（包括吸入性、摄入性和接触性物质）的过度反应。过敏型体质的孩子易对药物、食物、气味、花粉过敏。现代生活中这种体质的孩子比例非常大。这种问题会伴随其终身，只可缓解和维持在最佳状态，尚无法完全治愈。即使表面上好转，也需要特别注意复发。

给过敏型体质的孩子配餐，首先需要排查并避免过敏原。过敏型体质的孩子在接触过引起过敏的物质时，体内的免疫系统会产生一种特别的抗体（免疫球蛋白 E，IgE），以及一些细胞释放的化学物质（组胺），从而出现过敏反应的症状——变态反应。IgE 水平是目前我国判定是否过敏的检测标准。如果是过敏，IgE 针对过敏原的抗体就会特别高。也就是说，检测过敏原就是为了检测 IgE 的水平。一般来说，对 5 岁以下的孩子或者不愿意接受皮肤试验的孩子，可以采用血液检测 IgE 的方法，医生一般会推荐检测体内总 IgE 水平和特异性 IgE 水平：总 IgE 代表体内总体过敏水平，并不能说明孩子对何种物质过敏；特异性 IgE 能够准确地反映到某种物质上，例如，牛奶蛋白 IgE 增高，说明对牛奶蛋白过敏。

目前，国内的实验室根据等级、功能和环境的不同，能够检测数百种特异性 IgE，但是由于婴幼儿年龄较小，因取血量所限，每次少量的取血检测只能包括十余种特异性 IgE，包括鸡蛋、牛奶、鱼、大豆、肉、海鲜、尘螨、灰尘、花粉等。

R 妈提示

过敏体质的婴幼儿，我们一般建议同时进行总 IgE 和特异性 IgE 的检测。特异性 IgE 增高，当然比较容易找出过敏的原因，而如果总 IgE 增高，所检测的特异性 IgE 均未有异常，说明孩子确实存在过敏，只是没有找到过敏原，需要家长仔细回想孩子的饮食和接触情况，再次进行比较有针对性的特异性 IgE 检测。

有位妈妈在给孩子添加辅食的时候加了西红柿，孩子嘴唇周围出现红肿。我建议她给孩子进行总 IgE 和特异性 IgE 的检测，检测结果均为阴性，排除了过敏的可能。但为什么会有嘴唇周围红肿的体征呢？婴幼儿皮肤、黏膜的厚度、质量和功能均不如成人成熟和完善（黏膜厚度大概只有成人的 1/6），如果食物中的酸性物质刺激黏膜，很容易引起皮肤和黏膜充血、红肿。所以在给孩子添加辅食的过程中，需要根据孩子的发育程度添加辅食品种，尽量避免添加超过孩子皮肤和黏膜耐受度的、未成熟的，或草酸、植酸、果酸含量过高的食物，以避免身体发生类似过敏的假性反应。

过敏型体质的孩子饮食调养可按照以下 3 个阶段进行。

阶段 1：开源节流

"开源"即给予孩子的营养做到适合（符合身体发育情况）、适度（摄入量合理）、适用（地域、食材选择方便快捷）、适时（四季食物适合孩子的身体需要），即符合"四适"原则，稳定、平和、有效地促进孩子未成熟的机体细胞发育完善且强壮起来。

"节流"即避免过敏原。节流是为了不让大量身体变态免疫攻击正常的免疫系统，为身体基础建设留有修复和重建的时间和空间。如果避免不了过敏原的不断刺激，就等于建设城池的时候不断有敌人来犯，物资和人工储备全部用于战争，这样的拉锯战不仅起不到富国强民的作用，而且内耗巨大，不利于孩子的生长发育。

R 妈提示

过敏体质改善起来需要相当长的时间（先天体质好的快一些，差的慢一些），半年、一年甚至三年五载都是比较常见的，需要家长有足够的耐心并用心，同时需要对过敏，尤其是鸡蛋、牛奶过敏的孩子，进行规避引导和教育。例如，引导孩子吃任何食物前给家长看成分标签，大一些的孩子可以教他们自己看标签和食物的来源、品种。这个好习惯将使孩子受益一生。

在家庭中，推荐使用**食物回避 + 激发试验**的方法。进食某种食物后至少观察 72 小时，若出现异常反应立即停止进食。食物过敏主要影响消化道（呕吐、腹泻、大便带血等，伴生长迟缓）、皮肤（湿疹和荨麻疹）和呼吸道。症状缓解 / 消失后再次进食同种食物，如果又出现类似症状就可诊断，应停止进食此种食物 3 ~ 6 个月，而且含有该食物的其他混合食物也要回避。如牛奶过敏，除停喂配方奶粉外，还要停止进食含牛奶的面包、蛋糕等。既不要任意扩大限制进食的食物范围，也不要不顾及过敏食物。至于预防接种，只有口服脊髓灰质炎疫苗含牛奶成分、流感疫苗含鸡蛋成分，其他疫苗与食物过敏关系并不大。

停食期间可选择同类食物中的其他食物，如怀疑对大米、小麦过敏，可选小米、燕麦、藜麦等；牛奶过敏可选氨基酸 / 深度水解配方奶粉。只要食物搭配合理（特殊配方奶粉 + 粮食 + 肉 + 菜）且进食量够就能保证孩子的正常生长。完全停食（回避）过敏食物 3 ~ 6 个月后再少量添加（激发）。

阶段 2：二次排查

经过第一阶段的开源节流，多数过敏情况会有所好转。但也有一些孩子情况并未得到明显改善，特异性 IgE 数值有所降低，但总 IgE 数值并未下降。遇到这种情况可进行二次排查。有位过敏儿，在第一次特异性 IgE 检查时并没有发现异常，而在二次排查时发现过敏原为牛奶，在避免牛奶及其制品摄入一个阶段后过敏症状明显改善，虽然偶尔还会有一些咳嗽，但不会严重到每次都哮喘的程度。

很多时候，过敏原并不好找。曾经有位妈妈在反复排查后仍不得要领，我从北京飞到福建，住在孩子家里观察了一个星期，下功夫进行地毯式排查，最后确定是毛丹过敏。这个家庭是以种植毛丹为主业的，把孩子送到爷爷奶奶家，孩子的过敏情况立刻得到改善。还有个孩子过敏是因为居所马路对面就是造纸厂，厂里的排风扇正好对着孩子住的二楼……

过敏体质的修复同时也是细胞更新的过程，不会像药物反应那样快速。同时，与感冒后期一样，感冒虽然好了，咽喉黏膜充血和红肿等症状消失需要更长的时间。家长不要过于焦虑和浮躁，恢复期的长短是受孩子的先天体质基础和后天喂养方式、作息习惯、环境等诸多因素影响的。只要有稍许的进步和改善，就说明食疗方向是正确的，后期就是机体慢慢恢复和成熟的静养时间了。

阶段 3：补中益气，固本培元

个人认为，引起过敏的三大原因，一是出生后过早进食配方奶粉，特别是生后头几天；二是分娩过程（剖宫产）和家中太干净，频繁使用消毒剂；三是滥用抗生素，导致孩子体内菌群失衡、肝肾损伤、机体代谢失常等诸多问题。

预防过敏的最好方法是母乳喂养，因为母乳不仅可以提供婴儿所需且容易吸收的营养素，而且母乳喂养属于有菌喂养，能帮助婴儿建立肠道菌群。后期的巩固主要在于均衡的膳食结构、合适的生活环境和作息时间，以及平稳的心态。过敏体质的孩子，膳食结构设计个体差异很大，需要专业人士用心分析。因本书篇幅有限，无法一一细述。如有兴趣，请加本书作者的微信公众号共同探讨和分享。

第2节
小儿五脏：三不足两有余

做父母的，除了要了解孩子的体质，还要了解孩子脏腑的一些生理特点，在日常养育中加以注意。

中医认为，小儿脏腑有"三不足两有余"的生理特性。"三不足"指脾常不足、肺常不足、肾常不足，"两有余"指心常有余、肝常有余。这一理论源于《黄帝内经》，多指病理上的邪正盛衰关系，孩子一旦生病，可能产生的病理变化便可以预知。

▌ 脾常不足

（1）脾为后天之源

中医所说的"脾胃"并不是指脾和胃这两个特定的器官，而是泛指人体的整个消化系统。中医认为脾主运化，即负责食物的消化吸收及营养的输布。脾为后天之源，人体五脏六腑的营养全依赖于脾的生化功能。婴幼儿生长发育旺盛，对水谷精微的需求质量比成人高，但脾胃功能尚未完善，饮食上稍有不当极易引起运化失常。运化不足则饮食停滞，短期内多有腹胀、大便不调等诸多问题，长期则可伤及脾胃。脾胃不好，气血生化乏源，容易导致气血两虚，临床多见面色萎黄、四肢痿软乏力等。

（2）中医、西医不谋而合

中医"小儿脾常不足"的观点，与西医对婴幼儿消化吸收能力的分析有不谋而合之处。西医认为，人的消化过程包括机械性消化和化学性消化两种形式。食物经过口腔的咀嚼、牙齿的磨碎、舌的搅拌吞咽、胃肠肌肉的活动，将大块的食物变得碎小，消化液充分与食物混合，并推动食团或食糜下移，从口腔推移到肛门，这种消化过程叫机械性消化或物理性消化。化学性消化是指消化腺分泌的消化液对食物进行化学分解的过程。由消化腺所分泌的多种消化液，将复杂的营养物质分解为肠壁可以吸收的简单的化合物，如将糖类分解为单糖，蛋白质分解为氨基酸，脂类分解为甘油及脂肪酸。分解后的营养物质被小肠（主要是空肠）吸收，进入血液和淋巴液。

1 岁以内的婴儿，由于牙齿、肠胃肌肉等功能尚未成熟，研磨、搅拌、蠕动、分解食物的能力相对成人弱得多，个体差异也较大；各种消化液开始分泌的时间有早有晚，消化液的活性也有一个逐渐增强的过程，容易出现食物与机械性消化能力和化学性消化能力不匹配造成的肠蠕动减缓（大便先干后湿或者完全干燥）、消化不良等问题。

同时，约 80% 的亚洲人种有乳糖不耐受的情况，程度有轻有重，主要是身体缺乏乳糖分解酶的缘故。还有过度、过早摄入动物性高蛋白（牛奶、鸡蛋、鱼、虾等）引起的异体蛋白过敏的问题，这些都与几千年来亚洲人种以植物性食材摄入为主造就的消化系统有关。

（3）顾护孩子，脾胃为先

无论是中医说的"小儿脾常不足"，还是西医讲的消化功能不完善，二者都在提醒家长：在日常喂养及用药时应以保护孩子的脾胃为先。脾胃保护不好，孩子很容易有胃火，出现脾胃不和、胃寒等问题（我们将在本书的第 3 章"小儿常见问题预防调养食谱"中介绍脾胃问题的食疗和护理方法）。

> **R 妈提示**
>
> 黄色食物入脾胃经，五谷为养，想要孩子脾胃和顺，五谷杂粮在饮食中应处于基础地位。

2　肺常不足

中医认为肺主气，司呼吸。主宣发，外合皮毛；主肃降，通调水道，下输膀胱，保持小便通利。肺与大肠构成表里关系。大肠的主要功能是吸收水分、排泄糟粕。大肠的传导有赖于肺气的肃降，肺气肃降则大便传导如常，粪便排出通畅；若大肠积滞不通，反过来也会影响肺气的肃降。

肺之气有赖于脾之精微充养，脾胃健旺，则肺卫自固，而婴幼儿脾亦不足，故肺气亦弱，易受邪侵（即风、寒、暑、湿、燥、火的侵扰）。生病期间只要脾胃不伤、吸收正常，恢复期就会大大缩短，这就是中医所说的"脾土生肺金"。如果护理不当，很容易出现肺虚、肺热、肺燥、肺寒等问题。具体的食疗和护理方法我们将在本书的第 3 章"小儿常见问题预防调养食谱"中详细介绍。

3 肾常不足

肾为先天之本，主要功能是藏精。这里所说的"精"，一是指来自父母的先天之精，是人体生长发育的根本；二是指来源于脾胃的水谷之精，即后天之精，是维持人体生命活动的物质基础。肾主水、主骨、生髓，与人体的生殖、生长发育、衰老、水液代谢有密切关系。所以中医认为，头发、骨骼、牙齿、汗液、尿液出现问题多和肾有关。

肾与膀胱互为表里。膀胱的主要功能是储尿和排尿。膀胱的排尿功能和肾气盛衰有密切关系。肾气充足，尿液可以及时分泌到膀胱并排出体外。肾气虚而不能固摄，就会出现小便频繁、遗尿或失禁；肾气虚而气化不及，则出现尿闭或小便不畅。

小儿肾气、肾精不充沛，需后天饮食营养不断补充、化生和充填才能保证孩子正常发育。孩子的饮食是否得当，会直接影响肾功能。

- 6 个月以下的婴儿要纯乳类喂养，母乳对于小婴儿来说是最优质且无可替代的食物。6 个月至 1 岁的婴儿虽然添加了辅食，但主餐仍要以乳类为主。
- 母乳不足或不能进行母乳喂养时，可以用代替母乳的配方奶粉喂养。鲜牛奶不适合 1 岁以内的婴儿，因为鲜牛奶中的主要生长蛋白质酪蛋白与乳清蛋白的比例不适宜，所含的矿物质比人乳多 3 ~ 3.5 倍，使得肾脏功能发育不完善的婴儿肾脏负荷增加，会对肾脏造成损害。
- 孩子的喂养，营养素均衡供给很重要，并不是营养素越多、越贵的东西就越好。有的妈妈热衷于给孩子吃高蛋白食物，甚至是蛋白质粉，其实在婴幼儿饮食结构中，蛋白质只应占10%～15%。蛋白质摄入过多会增加婴幼儿的肾脏负担，轻则造成消化不良、免疫力降低、腹泻、发热，重则造成酸中毒、高渗性脱水、血清尿素和氨升高等不可逆性内脏损伤。需要调整蛋白质摄入量和摄入方式的家长请咨询专业人士，切不可盲目听信推销人员的宣传。

黑色食物入肾经，黑米、黑豆、黑芝麻、黑木耳、桑葚、蓝莓、香菇、海带、乌鸡等不仅具有补肾功效，同时可清除自由基、保持细胞通透、增强细胞活力、改善贫血，尤其是对于过敏体质的孩子，黑色食物应作为日常饮食中不可或缺的重要食材。具体的食疗和护理方法我们将在本书的第3章"小儿常见问题预防调养食谱"中详细介绍。

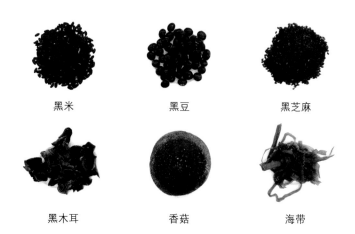

黑米　　　　　　黑豆　　　　　　黑芝麻

黑木耳　　　　　香菇　　　　　　海带

4 心常有余

"心"是主管情感、意识的，所以有"心神"之称。婴幼儿因身体和内脏器官全而未壮，对于心神的自我控制并未成熟和稳定，所以易怒、易惊，同时也伴有注意力不集中等情况。随着年龄的增长，气血充沛而稳定，心神才能逐渐成熟和稳定。

中医认为心常有余、肝常有余是生长发育迅速的婴幼儿的正常状态。"心常有余"在生理上表现为神思敏捷、聪明好奇，病理上则应当区分虚证和实证。心惊的体征，既可出现在主要表现为烦躁、夜啼和口舌生疮等心火有余的实证中，也可出现在心气不足、心神怯弱、易受惊吓的虚证中，治疗时应分别选用泻实或补虚之法。

红色食物多入心经。心之气血实的孩子可以多摄入红色凉性食材，如红豆、西红柿、草莓、蔓越莓、西瓜等食材；心之气血虚的孩子可以选择红色温补食材，如红枣、桂圆、枸杞、荔枝、樱桃等食材。具体的食疗和护理方法我们将在本书的第 3 章"小儿常见问题预防调养食谱"中详细介绍。

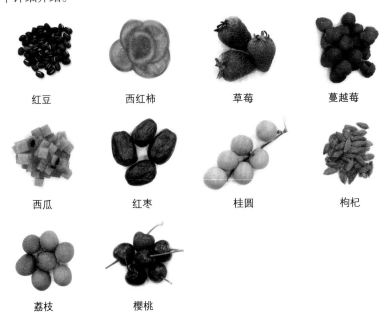

红豆	西红柿	草莓	蔓越莓
西瓜	红枣	桂圆	枸杞
荔枝	樱桃		

5 肝常有余

脾生血，肝藏血。血液有个非常重要的作用，就是把吸收到身体内的各种营养素输布全身。婴幼儿身体各器官，只有在营养充沛供给的情况下才能逐渐成熟和强壮。肝有余（富足）才能随着人体生理状态的改变而调节全身血量。如果心、肝气血虚亏，势必会影响孩子的生长发育。

一方面，气血虚亏导致肝火旺盛，夜间难以入睡，越不睡觉身体越虚弱、肝火越旺盛；另一方面，肝火旺盛需要大量肾水去补（肾的负担过重了），胆经阻塞，导致胆汁不分泌，婴幼儿娇嫩的脏器无法把食物转化成造血材料，营养更加难以吸收……长此以往便会形成恶性循环。

肝火旺的孩子有以下特征：

- 入睡难，入睡后易出汗，后半夜则睡不宁，频频转换睡姿和位置，有的孩子还会迷迷糊糊地坐起来，换个位置躺下再睡；有的会做梦，被梦境惊吓而醒。这些孩子大多喜欢趴着睡，有的还打呼噜、咬牙。
- 动了肝风（实）的孩子，眼神不是很灵活，容易大喊大叫，脖子发硬，胸口发闷；肝气虚的孩子则容易咬牙、打哈欠、大喘气。
- 特别怕热，睡着时容易踢被子、掀衣服、把肚子露出来，有的干脆半夜把自己的衣服脱掉(对这些孩子，被子不要盖得太厚，但要注意腹部保暖)。
- 舌尖、嘴唇偏红，呼出的口气较热。有的孩子连手掌心都偏红，有口臭，大便干结。这些孩子往往会挑食，胃口较差，人消瘦。
- 性格会比较急躁，容易发脾气，倔强。

很多细心的家长会发现，孩子经常自己玩得好好的，不知道因为什么突然就发脾气，大喊大叫，扔东西。有经验的家长会适当地找其他的话题或者事情吸引孩子的注意力，孩子的注意力会很快转移到其他事情上去。很多妈妈无奈地说："老话说得对啊，小孩子的脸真是说变就变！"其实这种情况就属于肝气有余。肝在志为怒，肝气有余则多怒。好在孩子情志尚未稳定，只要适当转移其注意力，生气持续的时间并不会很长。

家长会发现：很多上幼儿园的小朋友非常容易上火。这是因为幼儿本身心神未固，见到很多小朋友容易兴奋、大喊大叫，加之中国很多幼儿园老师喜欢让小朋友大声回答问题和唱歌、说话。长期在一种亢奋的状态中，就固定并形成了某种品格和性情。七情六欲里，喜太过，气就涣散了，容易伤心；而怒伤肝，惊则气乱，也容易伤心。这个时候要增加孩子的喝水量和清热食物的摄入比例。

我在日本和韩国的幼儿园考察时发现，这两个国家从小就教育小朋友走路和说话轻柔、稳重，尽量不要影响周围的人，这是一种自然的养心教育，值得中国老师和家长学习。中国传统蒙学——《三字经》《弟子规》始终贯穿养心的理念，这是因为从 3 岁开始，是对孩子进行养心教育的最好时机。等孩子长大了，走上社会，碰到挫折和阻碍，自己去看哲学方面的书以启发自我，但此时已经走了很多弯路，已形成的性格修正起来需要更多坚持下去的勇气和毅力。

《小儿药证直诀》上还记载有一种表现，"手寻衣领及乱捻物"为肝热，即心神不宁，手脚动个不停，夜晚容易揪着衣领或者磨碾着物品，把心神之气寄托在小动作上才容易进入睡眠状态。

如果孩子有以上表现，一般来说就是肝火旺了。可以根据孩子的体质，采用清心平肝的方法进行调理。具体的食疗和护理方法我们将在本书的第 3 章"小儿常见问题预防调养食谱"中详细介绍。

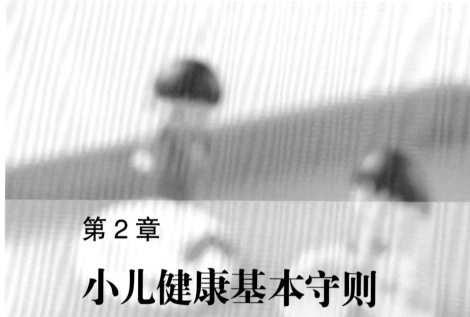

第 2 章

小儿健康基本守则

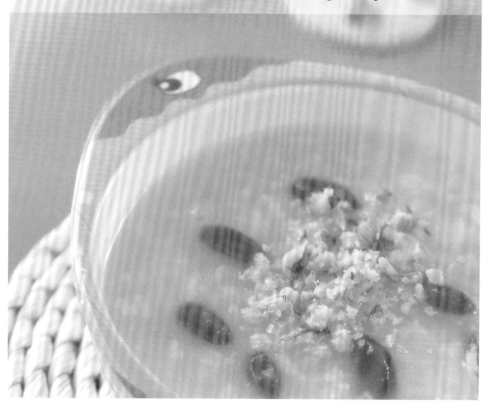

第1节
食物是营养的最佳来源

中国式育儿有序化管理的核心理念是顺势而为，这个"势"即天（节气）、地（地域环境和喂养环境）、人（个人体征和发育情况）。根据节气、养育环境和孩子体质的不同选择正确的食物，为孩子的生长发育提供充足的营养，孩子就能聪明又健康。

在日常的营养咨询中，经常有家长问我有关营养补充剂的问题：

- "我工作很忙，没时间精心安排孩子的饮食，是否可以通过营养补充剂满足孩子的营养需求？"
- "孩子不爱吃菜，是否可以通过营养补充剂补充维生素和矿物质？"
- "孩子太瘦，蛋白质粉能让孩子长得壮一些吗？"
- "医生说孩子缺钙，哪种钙剂补钙效果好？"
- ……

每当听到这些问题，我都会认真叮嘱：**"食物，是营养的最佳来源；食物，是最好的医药。"**

食物对人类的养育作用已经几千年验证，而营养补充剂的使用历史则要短得多。现代人对于营养补充剂的热衷，一方面是因为营养品生产厂家的大力宣传，缺乏某些营养素的危害和补充高浓度营养剂的益处传播甚广；另一方面也是由快节奏的生活所致，吃一片复合营养素补充剂显然要比精心搭配饮食简单得多。特别是如果孩子偏食、挑食，家长则更容易把均衡营养的希望寄托在营养补充剂上。

很多家长认为，给孩子吃了营养补充剂，孩子所需要的各种营养素就都有了，平时的饮食就不重要了。殊不知，天然食物集天地之精华，除了已发现的营养成分之外，还有很多未被发现的有益成分，不仅安全，而且容易被人体消化吸收。婴幼儿脏器发育尚未成熟，消化吸收功能弱，更应该摄入天然食物。营养补充剂虽然使用方便，但作为化学合成物，使用不当也会带来诸多问题。

健康不是由单一营养素决定的

商家出于推销产品的考虑，常常强调某一种或某几种营养素对人体的重要作用，导致家长的过度关注与焦虑，也使家长形成一种错误的认知，即只要某一种或某几种营养素达标了，孩子的健康就没有问题了，而忽视了营养素之间相互协作和相互制约的关系。

人体内的营养素不是独立存在的，普遍存在着相互协作和相互制约的关系。例如：蛋白质在 B 族维生素的帮助下才能产生大量辅酶，合成人体所需的各种蛋白质；脂肪有助于 β - 胡萝卜素的吸收；维生素 B_{12} 与叶酸配合制造红细胞；维生素 C 和维生素 D 能够大幅提高钙、铁、锌的吸收利用率，但维生素 C 摄入过量会引起维生素 C 依赖症，大量消耗分解酶，进而导致消化不良，而维生素 D 摄入过量会使人体出现和缺钙类似的症状……

钠和钾组合可控制体内水分的多少。如果孩子吃咸了，体内水分潴留，可多吃一些钾含量高的食物参与代谢平衡，如新鲜的绿叶菜、黄豆、玉米、香蕉等；钙和镁共同支持肌肉的活动，吃肉比较多的孩子，钙会从血液和骨骼中游离出来，中和酸性物质并排出体外，所以如果吃肉多的孩子缺钙，排查原因时需要综合考虑血钙（吸收率）、骨密度（沉积率）和尿钙（代谢率）3 个指标。如果血钙和尿钙达标，但骨密度不达标，说明食物钙的摄入和吸收都没有问题，吸收进血液的钙没有沉积在骨骼和身体内，因其他原因而占用或消耗了。

各种营养素在人体内保持着微妙的平衡，打破这种平衡必然对身体的代谢功能产生不良影响。**自然是一张神奇的网，健康不是摄入单一的高浓度营养剂就能解决的问题**。要想让孩子健康，只能通过均衡的饮食搭配来实现。

2 过量摄入营养剂有害无益

在严谨而认真的德国，营养剂的使用相当规范，即使成人使用的营养补充剂也必须有营养医师的处方才能购买。

孩子处于生长发育期，各个脏器还很稚嫩，任何高单位的营养素，如果摄入量掌握不好，轻则导致营养失衡，重则导致器官不可逆性损伤。很多损伤都是慢慢积累，由量变到质变的，不良的营养结构所造成的健康问题甚至会在孩子成年后暴发。

很多家长认为，只要按照使用说明给孩子服用营养补充剂就是安全有效的。然而，在实际操作过程中你会发现很多重复摄入的情况。例如，配方奶粉里的钙含量已经能够满足孩子生长发育的需求了，很多家长在给孩子喝配方奶粉的同时还会添加鱼肝油，以促进钙的吸收，还有的家长在奶粉之外又增加了钙剂。奶粉中的钙、鱼肝油中的钙（有的鱼肝油是钙与维生素 D 的配方）、钙剂中的钙，辅食中强化的钙、铁、锌等，加在一起摄入量就超标了。

有家长咨询孩子缺钙的问题，我会首先排查孩子钙的整体摄入量。如果摄入量足够还缺钙，就会转而查找对吸收利用率有影响的因素。例如，维生素 D（促进吸收和沉积）、维生素 C（帮助钙还原成容易吸收的小分子）以及爱吃肉、爱喝碳酸饮料或是夏季高温出汗多等增加钙消耗的因素，而非简单地建议家长给孩子补充钙剂。对婴幼儿和脾胃虚弱的成人来说，钙、铁、锌等矿物质，在分解转换成容易被人体吸收的小

R 妈提示

无论身体虚弱到什么程度，只要脾胃吸收功能好，身体需要的营养就能很快补充上。如果孩子的脾胃本身就虚弱，家长不了解情况，一味地要求增加食物的摄入量，虽然会在短时间内使血检指标达标，但同时破坏了身体内部的平衡，尤其是破坏了脾胃吸收功能的正常运转，造成恶性循环，更难调理。

分子的过程中，分解辅助酶不足容易导致吸收不良，这时如果盲目加大钙的摄入量，不仅效果差强人意，还会增加身体负担。

古代医圣孙思邈提出"药食同源"的说法，药食一体，食药同功。中国的饮食文化是食物和药不分家的，一把草、几根干扁的根……可能你并不知道它们的具体成分，但是你能感受到它们神奇的功效。就连习惯拿实验室数据说话的西方人也觉得中医食疗很神奇，解释不通却又认可其效果，于是就在食物和药物中间定义了一种功能性食品，还起了个很洋气的名字，叫作"顺势疗法"。

中医食疗重在预防，西方营养学重在生病以后的研究和补充；西医是治人患的"病"，中医治的是患病的"人"。现代中医把中药分为 3 个品级：上品级中药为无毒、无副作用的中药，可久服、常服；中品级中药为微毒，有病时偶服；下品级中药为剧毒，应慎用。粮食、瓜果、蔬菜、菌类、发酵食品就是中药中的上品级，给孩子食用是上上之选。

第2节
适合的才是最好的

健康饮食是一个辨证的过程，要根据天、地、人的不同而选择不同的食物和搭配。

1 与天适合

天，主要指节气的变化，春生、夏长、秋收、冬藏对应着春养肝、夏养心、秋养肺、冬养肾。《黄帝内经》是中医学经典，它主张人要顺应自然规律，依自然之道休养生机，治身体于未病。人要顺应气候的变化，做这个季节该做的养生保健才能健康。如果不注意平时的养生，问题积累到一定程度就会发病。所以中医讲究的是自己的病自己负责，孩子的健康状况与家长的养育方式有关。

春天是孩子长个的季节，重点是补钙和保持气血充足。夏天新陈代谢旺盛，导致大量出汗，是排毒的好季节，体重和身高的增长不明显属于正常情况。秋季天高气爽，人体由夏季的散发状态转入收敛，以舒缓秋天的肃杀之气。违背秋季的养护之道会伤肺脏，导致冬季不藏。冬季的养护重点是补肾、补元气。药品是补不了元气的，只有五谷、豆类食物可以补元气。可以煮腊八粥给孩子喝，五谷、五豆俱全，入肾补精气。四季的更替是自然的规律，春季为开始，冬季为终结，有始有终。**春夏养阳，秋冬才会平静；秋冬养阴，春夏才会安康。**

2 与地适合

地，主要指地理和地域。《晏子春秋·内篇杂下》有曰："橘生淮南则为橘，生于淮北则为枳，叶徒相似，其实味不同。所以然者何？水土异也。"同是亚洲人种，内蒙古、新疆多骁勇彪悍者，这和饮食结构中导致内热的牛羊肉、奶制品摄入多有关系；苏州、上海多皮肤细腻、性格温柔的美女，也和日常清淡的饮食结构有关。

3 与人适合

人，主要指处于不同养育环境且体质特点各异的个体。每种食材都有它的属性，进入人体内都会产生寒、热、温、凉的作用。中医所说的"热者寒之，寒者热之，虚者补之，实者泻之"，翻译成白话就是：热性体质要吃凉性食物，寒性体质要吃温性食物，实性体质要吃泻性食物，虚性体质要吃补性食物。任何人食用任何食材、药物，首先要做到的就是平衡阴阳（凉热调和）。也就是说，**不同体质的孩子吃的食物一定要有所侧重，尤其是体弱的孩子，一定要根据体质挑选合适的食物。**

中医食疗讲究的是宏观，西方营养学讲究的是微观，但二者都有一个共同点，就是对"症"下药。西医对仪器检测的结果比较重视，而日常生活中父母多数是靠眼睛看、鼻子闻、耳朵听、手指触摸等中医的方法观察孩子的症状。所以，每次做营养咨询我都会先问家长一些问题，细细梳理一番，再结合西医检测结果，总结问题所在，提出食疗和护理建议，而能不能好转则要看家长的理解力、细心、耐心和恒心了。

例如，胖孩子应该选择脂肪含量低、蛋白质含量高的食物，瘦孩子应该选择健脾养胃的食物；内热的孩子应该侧重于清热祛火，虚寒的孩子应该注意温养脾胃……如果是吹空调着凉造成的腹泻，使用艾条熏效果最好；而且，既然是着凉，孩子的饮食结构就不能再有寒凉的食物，而应该以温热暖胃的食物为主。如果孩子本身是湿热体质，心火、肺火旺导致的热性咳嗽可以在睡前服用适量白萝卜汁，饮食调养的原则也是以清热为主。如果妈妈就是脾胃不合、吸收不良导致的免疫力低下，孩子遗传了妈妈的弱不禁风，饮食和护理自然就应该以健脾养胃、提高免疫力为主。

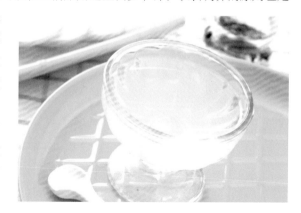

最了解孩子的应该是父母。父母对孩子有什么遗传上的影响？生活环境有什么特点？起居和生活习惯有什么变化？饮食结构有什么问题？孩子是什么体质？应该主动摄取哪些食物，避免哪些对孩子有害的食物？这些问题父母都应该做到心中有数。

总而言之：吃对了就是补，吃错了就是毒！

有经验的家长再次来咨询就会先说明父母和孩子的体质、最近的饮食和环境变化、孩子有什么症状、需要改善什么状况等情况，这样积累几次、实践几次，做到对孩子的体质心中有数，遇到问题自然不会束手无策、心慌意乱。

第3节
给孩子激发免疫力的机会

1 人体是一个精密的系统

人的身体好比一个国家，要有良好的地理环境基础（有的地方富饶，有的地方贫瘠，这直接影响国家的建设和发展水平），这个基础出了娘胎就已经基本定型了，再想改变非要下水滴石穿的功夫才行。**血管**是国家的公路，血细胞就是各种车辆，运输车、救护车、垃圾清运车等。**五脏六腑**是国家的各个职能部门，其中，胃主摄入食物的消化，脾主吸收营养、生血，小肠再次吸收营养，大肠负责消化后食物的排泄，膀胱则主要是泄掉小肠下注的水分及周身的火气。适量的运动就等于拓宽道路、加快汽车行驶速度、提高各部门的工作效率。可见，人体自有一套精密的运转系统。

2 不要过分依赖药物

孩子刚出生，基础还不稳固，身体各个系统有待完善，需要假以时日的锻炼才能不断刺激自身免疫系统，使之强大。因此，**生点儿小病不是坏事，可以刺激免疫系统，让其早点开始工作。**

当很多婴儿第一次热退疹出（幼儿急疹，多数在出生6个月左右出现）的时候，我都要恭喜家长："从现在开始您的孩子有自己的抵抗力了（之前基本都是母体遗留给孩子的，个人体质不同，孩子使用的时间也长短不一）！"然而，现代人过分依赖药品，孩子健康出现问题，多数父母都是靠外力解决，比

R妈提示

外来力量的过度使用不仅造成孩子体质的削弱，甚至对身体器官也有不可逆的伤害，比如过量服用抗生素对肠胃黏膜的损伤（用药后腹泻、不爱吃饭等）。

如盲目、过量地给孩子吃抗生素，而忽略了孩子自身的免疫力。之所以称之为"问题"，而不是"病"，是因为孩子的这些问题根源在于日常生活中坏习惯的积累，而不是孩子本身的器质性病变。

过分依赖药物是对孩子不负责任的态度。每个生命都蕴含着自愈的能力，过分强调外界的帮助必将造就虚弱无力的体质。请新手父母树立正确的养育观，掌握和使用自然的养育方法，给孩子激发自身免疫力的机会。

③ 正确应对呼吸道疾病

为什么呼吸道疾病会反复出现？这是很多家长十分焦虑的问题。尤其是孩子刚上幼儿园的时候，这个问题特别突出。从我跟踪的数据看，新生入园1个月左右就开始大量缺勤。为什么会出现这种情况呢？家长应该怎么做呢？

（1）呼吸道疾病为何反复出现

■ 症状消失就停药

很多家长一看孩子不咳嗽了，就把药停了，其实这个时候孩子的病并没有痊愈。这是最常见的导致病情反复的原因。

■ 交叉感染

环境包括家和幼儿园。在家里，可能是爸爸妈妈得病了，然后传染给孩子；然后孩子快好了，又传染给姥姥姥爷。每年9月，幼儿园、中小学开学，呼吸道疾病逐渐递增，到12月至来年1月是北京地区小儿呼吸道疾病的高发期。一个班，常常是开始只是一两个孩子咳嗽，很快其他孩子就会被传染。最严重的时候，班里甚至有一半以上的孩子同时生病，这就是外环境的交叉感染。

■ 抵抗疾病的能力弱

现在一般一个家庭只有一个孩子，平常照顾得很仔细，孩子在上幼儿园前没得过小病，免疫系统得到锻炼的机会比较少，抵抗疾病的能力弱，一旦得病就会偏重一些。

（2）正确用药非常重要

孩子生病，家长首先想到的就是要找最好的医生。那么，怎样才算是最好的医生呢？首先要考虑他的医疗水平，第二要考虑他对孩子的了解程度。如果条件允许，最好长期固定选择一位医生，如家庭医生、社区医院的医生，选定了就不要轻易更换。这样医生对孩子的体质和病史就会很了解，用药就能结合孩子的具体情况而定。如果是一位不了解孩子以往情况的医生，为了让孩子的病尽快好起来，潜意识里用药就会偏重一些。你可能遇到一个医生，大家都说他很好，因为他一用药就是最高级的药，所以孩子的病也好得很快，但是从专业角度来看，他不一定是最好的医生。用药的准确程度，是评价一个医生好与不好的重要标准。

我的一位医生朋友和我分享了一个案例：患儿开始是感冒，当地医院用抗生素治疗后发生反复，就加大用药量，从当地医院到省级医院，然后再到北京，前前后后折腾了半年多。当这位医生接诊的时候，孩子已经非常瘦了，都能摸到淋巴结了。当时她吓了一跳，如果没有看前面的病史或是无经验的医生，摸到这么多淋巴结就会先往血液病上想。慎重起见，她请来某著名三甲医院的专家会诊，确认孩子来就诊的时候只是鼻部有感染。如果孩子的家长不频繁更换医院，初诊的医生能准确用药，孩子就能避免病痛长时间的折磨。

很多家长都知道"是药三分毒"，如果孩子不咳嗽了，立刻就把药停了。还有的看到网络上一些似是而非的信息，便问医生"能不能不吃这个药了""你为什么给我们吃这个药"这样的问题，这对医生来说压力很大。这个时候，负责任的医生会告诉你为什么你的孩子要吃这个药，如果想停药，要过多长时间再来看一次；不负责的医生就会说"那就先别吃了，过两天看看"。所以，家长在与医生和提供专业帮助的人沟通的时候，怎样表述你的想法才能得到正反馈，这是很重要的。

也会有家长直接要求医生："我家孩子有点儿咳嗽，我来拿点药。"殊不知鼻部的、咽部的、喉部的、气管的、支气管的、肺部的，所有这些病变都可能引起咳嗽，如果一个医生二话不说直接开药，你敢给孩子吃吗？

第4节
亲自为孩子制作辅食

和市售食物相比，家里做的食物通常更安全、可靠（家里卫生环境极差者除外）。外面买的婴儿食品，无论标榜得多健康、味道多好，也不如妈妈亲手做的一碗热汤面。如果条件允许，请尽量选择天然、完整、新鲜的食材，自己给孩子做辅食，保证孩子吃到尽可能安全、健康的食物。

为孩子选择健康的食物

多了解自然，了解食物自然生长的过程和自然成熟的季节，了解它们的食性，知道它们本来的味道。不要说我们的孩子，现在就是很多成年人都已经不知道各种蔬菜、水果、粮食和海产等食物的出产季节了。这些常识不知道，又怎么能知道什么是"应季"和"反季节"呢？

（1）选择应季农产品

如果有可能的话，优先选择应季的农产品，不必追求那些不合时宜的瓜果蔬菜，如春天不一定要吃西瓜，最好等到7月再吃；秋天不一定要吃草莓，因为5月才是草莓收获的季节。大部分水果、蔬菜在5～10月成熟，这几个月可以给孩子多吃一些。

（2）选择本地有机农产品

如果可能的话，优先选择本地的有机农产品。本地产品不仅成熟度好，营养损失小，而且不需要用保鲜剂处理，污染小，运输费用、包装费用、冷藏费用等都比较低。**盲目追求那些漂洋过海、远道而来的进口食品是不明智的。**长途跋涉运来的水果，尤其是皮特别光艳美丽的水果，吃的时候一定要削皮，因为它们不仅打了蜡，而且极有可能经过保鲜剂处理。

（3）多给孩子吃粗粮

很多孩子出现营养问题多是因为粗粮摄入量不足。开始添加辅食后，粗杂粮至少应占每日主食摄入量的一半以上，小米粥、紫米粥、红豆饭等都是极好的选择。

（4）拒绝食物添加剂

最简单的挑选方法：如果食物包装上的配料表中含有传统厨房没有的东西，如山梨酸、阿斯巴甜、甜蜜素、苯甲酸钠等，请不要选择。

（5）拒绝精制化加工食品

若想增强孩子的免疫力，请拒绝给孩子吃高油、高糖的精制化加工食品。多吃天然食物，多吃富含维生素和矿物质的蔬菜、水果。

R妈提示

不要让孩子偏食而导致营养失调。均衡、优质的营养才能造就孩子强大的免疫力，使孩子轻轻松松远离疾病。

② 注意食盐的摄入量

（1）少不可，多亦不可

盐是一种生活必需品，它的主要成分是氯化钠。氯离子和钠离子在人体新陈代谢的过程中发挥着重要作用。氯离子具有维持渗透压、调节酸碱平衡和组成胃酸等生理作用；钠离子在人体水量恒定上起主要调节作用，钠多则水也多，钠少水也应当减少。因此，盐摄入过多时可能发生水肿，过少则可能引起脱水。

婴幼儿过量摄入食盐会引起身体种种不适，如口唇、眼睛等黏膜部位起白膜，口腔、鼻腔黏膜干燥，早晨起床时眼睑水肿等；还会导致免疫力下降，极易受上呼吸道疾病的侵扰。长期吃太咸的东西还会影响骨骼生长，因为钠与钙同属矿物质，经过肾脏时，钠会较钙优先被身体回收再利用，故摄取太多钠会间接增加钙在尿液中的流失，影响骨骼发育。

（2）盐的推荐摄入量

2012年，我国卫生部颁发的《婴幼儿喂养与营养指导技术规范》提示：1岁以内的婴儿食物要清淡、无盐、少糖、少油。1岁以后可以适当添加儿童专用的低钠盐（如果没有，可以选择正规厂家生产的海盐、岩盐、

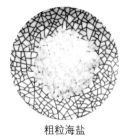
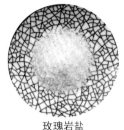
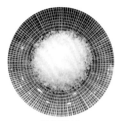

粗粒海盐   玫瑰岩盐   澳洲海盐

湖盐，不建议食用超市售卖的幼盐）。3 岁以内日常饮食都应以少盐为主，患有心脏病、肾病、呼吸道疾病的孩子更应该严格控制精制盐的摄入量。

　　在完全没有其他高钠食物摄入的情况下，有一个简便易行的摄盐方法：可以用家里的木质筷子，稍微蘸水甩干（仍然要保持一定的潮湿度），在盐罐里蘸一筷子尖（圆头）的量，即为体重 10 千克的孩子每日 2 次每次盐的摄入量；体重 15 千克的孩子，筷子头可以扎进盐罐 0.5 厘米，蘸取的量即为每日 2 次每次盐的摄入量。

　　建议用"餐时加盐"的方法控制食盐的摄入量，既可以照顾到口味，又可以减少用盐量。所谓"餐时加盐"，即烹调时或起锅时少加盐或不加盐，而在餐桌上放一瓶盐，等菜肴烹调好端到餐桌上时再放盐。因为就餐时放的盐主要附着于食物表面，来不及渗入其内部，而人的口感主要来自食物表面，故吃起来咸味已经够了。这样既控制了用盐量，又可避免食盐中的碘在高温烹饪时有所损失。

　　日常生活中也有一些家长过犹不及，1 岁以上的孩子饮食也不加盐，认为这样对孩子最好，但是长期不摄入食盐（特别是夏天大量流汗或者腹泻的时候，一定要注意补充生理盐水），很容易导致孩子出现浑身无力、神情倦怠甚至毛发、颜面变白等各种缺盐症状。

　　人们对咸味摄入的敏感度是会随着年龄的增长逐渐降低的，年龄越小对咸味越敏感。当食物中的含盐量提高 0.25% 时，成人可能感觉不到，而新生儿却可以感觉到。因此，当父母感觉咸淡适中的时候，对婴儿来说可能已经咸了。而这时婴儿还不会用语言表达，时间长了，对这个咸度产生耐受，从主观上也就认可了这个咸度。如果父母不加以控制，孩子以后的食盐摄入量在大多数情况下还会逐渐增加，很可能对孩子的健康产生潜在的危害，如增加肾脏负担，增加罹患高血压的危险（首都儿科研究所的资料显示，患高血压的年龄已经提前到 13 岁了）。

（3）食用盐的选择

现代营养学对盐的摄入量争议颇多，但应该是指幼盐、精制盐，而非天然的海盐、岩盐、湖盐。现代超市所售的多是幼盐、精制盐，主要成分为氯化钠。有些特殊的食盐加了碘酸钾、乳酸锌等物质，可以补充碘、钾、锌等微量元素。但与海盐（岩盐、湖盐）中富有的矿物质和微量元素有天壤之别。

就拿海盐来说，海水与人体血液和淋巴液成分十分相似，所以海盐中富含碘、钾、钙、镁、硫等元素以及矿物催化剂。虽然这些微量元素含量较少，但都是我们赖以生存的营养素，能够改善人体新陈代谢、协调内分泌器官的活动。一些人嗜咸，其中的原因可能是身体与生俱来想补充天然咸味（海盐）中应有的丰富矿物质的本能。可惜日常吃到的都是幼盐，是垃圾食物，有形无实，空有味道而没有营养。

如果家庭饮食结构有口味重的习惯，不妨试试用海盐代替幼盐，几周后就会发现孩子的身体有很大改善。味觉较敏锐的父母甚至会发现，天然海盐的味道与幼盐不一样。优质天然的海盐味道较丰富，吃了以后整个人会有一种稳重、实在的感觉。

R妈提示

食盐有杀菌消毒、护齿、美容、清洁皮肤、去污、医疗等作用。孩子出牙的时候可以用纱布裹在手指上沾淡盐水给孩子擦拭护齿；出尿布疹的时候可以用淡盐水清洗小屁股，并保持干爽；如果孩子被蜂、蝎、蜈蚣、蚊子、跳蚤等叮咬，立即用浓盐水洗患处，可消肿去毒。

（4）低钠食物清单

说到盐的摄入，中国家长有一个普遍存在的误区，即只是关注精盐、幼盐的摄入量，很少计算日常食物中的钠含量，其实很多日常食物中都含有钠。建议 6 个月以下的婴儿，辅食不要添加钠含量高的天然食物；6 个月以上可以适当增加一些含钠丰富的天然食物（非精盐）。作为家长，在给孩子安排日常饮食时，除了要注意孩子每日食盐的摄入量，还要注意计算日常食物中的钠含量，尤其是辅食中的钠含量。目前，市场上售卖的婴幼儿辅食钠含量差异非常大，从最低每百克低于 30 毫克到每百克 1200 毫克的都有，家长在购买的时候一定要关注营养成分表！虽然高钠辅食更容易获得孩子的喜爱，但钠的摄入量很容易超标。

例如，体重 10 千克的孩子，每日钠的适宜摄入量与身体耐受量范围为 320 ~ 480 毫克。天然水果、蔬菜泥的平均钠含量 40 毫克 /100 克，市售婴幼儿米粉含钠 300 毫克 /100 克。如果每日摄入 100 克天然果蔬泥、100 克婴幼儿米粉，钠的总摄入量是 340 毫克，已经超过适宜摄入量的最低标准了，如不控制儿童酱油、食盐等调料的添加量，钠很容易就超标了。

我国国家标准规定，每 100 克或 100 毫升食品中钠含量小于或等于 120 毫克，就可以称为低钠或者低盐食品。婴幼儿期可食用的低钠天然食物包括：

- 大米、面粉、小米、玉米、高粱、各种豆类、山芋、土豆等粮谷类食物，豆制品如豆腐钠含量也较少。
- 禽肉类钠含量不高，而蛋类、牛奶和鱼类钠含量较高，尤其是咸虾米、带鱼、黑鱼。
- 水果钠含量多偏低，如香蕉、柑橘类、梨、葡萄、柿子、西瓜等钠含量均很低，仅杏和甜瓜钠含量高，每百克分别含钠 21 毫克和 35 ~ 61 毫克。
- 蔬菜是矿物质的主要来源，其钠、钾的含量悬殊较大。蔬菜中笋、茭白、鲜蘑菇、豌豆、豌豆苗、鲜蚕豆、四季豆、蒜苗、大葱、蒜头、洋葱、茄子、西红柿、柿子椒、冬瓜、丝瓜等钠含量均很低，每百克食物中不超过 10 毫克。

R 妈提示

　　体内湿气聚集过重，经常有疲惫、大便溏泄、水肿、高血压等
症状的人一般应控制进盐量，但海洋蔬菜提供的咸味却是安全的，
自然的咸味不会激化湿的症状。

3 饮食有节从家长做起

　　目前中国儿童最突出的营养问题就是肥胖。2013 年，北京市卫生局
发布的中小学生体质监测数据显示，肥胖检出率高达 20% 以上。

　　饮食有节，表面上是在讲吃，实际上是在讲自律——自我控制的能力。
自律可以涉及很多方面，而饮食方面的自律引导和训练，则从我们出生
甚至在胎儿期就开始了。如果父母非常爱吃肉，不爱吃蔬菜，可能在孕
期的时候，孩子在母亲肚子里已经习惯并接受了这种饮食习惯，出生后
看着父母如此饮食，认为这样吃才是正常的，父母已经在孩子面前树立
了坏的榜样。

　　一个家族有着同样的饮食结构和理念，吃得过多、过少或偏食等长
期不均衡的饮食结构和不健康的饮食习惯会引起便秘和腹泻，人体无法
吸收摄取的营养素，反而会积存脂肪和有害物质，这样下去身体会透支、
被拖垮，脸色会越来越差，身体素质逐渐下降，严重的甚至出现各种遗
传性疾病（如遗传性糖尿病、过敏性鼻炎等）。知一隅而观全局，父母
如果在基础饮食教育上眼界狭窄，不控制自己的欲望，就会对子女的健
康产生不良影响。因此，要想孩子健康，首先家长要有健康的生活习惯，
饮食有节要从家长做起。

第5节
坚持给孩子写食疗日记

1 孩子的体质不是一成不变的

孩子属于稚阴稚阳的个体，体质不像成人那样稳定。因此，**父母为孩子进行食疗时一定要注意适时适量，细心观察，随着孩子体质的变化对饮食结构进行调整**。应该坚持给孩子写食疗日记，了解孩子的身体症状与体质变化，选择对症食物，掌握保健先机。

婴幼儿时期打下的基础将会影响孩子一生的健康。食物食性对了，对身体发育大有裨益，反之则如火上浇油、雪上加霜，严重的甚至会有生命危险。系统地学习生活常识并坚持应用，不但对自身和家人的健康有益，而且对孩子性格的培养都大有益处。所以，请定期为孩子写食疗日记！

2 食疗日记记什么

食疗日记应该记录孩子何时吃了什么食物、食物的配方、孩子吃完后有什么反应等内容。若能详细记录每天饮食的点点滴滴，就能够迅速又准确地找出最适合孩子调养的食谱。只要能够按照这个食谱持之以恒地实行下去，孩子的身体很快就会恢复。同时需要强调的是，人的体质是复杂的，不要认为一个简单的食疗方就能解决所有问题。食疗在于养生，在于给孩子未来打下良好的身体基础，而不能用短时间的效果去评判。短时间有效果的是药不是食物，"是药三分毒"的道理家长一定要牢记！

父母平时需要记录的事项主要有以下内容。

眼睛
☐ 有眼屎吗？　　　　　　　　　☐ 眼屎多吗？

舌苔
☐ 有舌苔吗？

☐ 舌苔是什么颜色的？薄白，薄黄，厚白，厚黄，还是少而红？

鼻子
☐ 有鼻屎吗？

☐ 有鼻涕吗？鼻涕是稀白色、稀黄色、浓白色，还是浓黄色？

大便
☐ 放屁多吗？　　　　　　　　　☐ 放屁响吗？

☐ 放屁臭吗？　　　　　　　　　☐ 解大便是一次解一段吗？

☐ 解大便是一段一段的吗？　　　☐ 解大便非常吃力吗？

☐ 大便呈球状吗？　　　　　　　☐ 大便有干头吗？

☐ 大便是先干后黏吗？　　　　　☐ 大便臭吗？

☐ 大便有异样的味道吗？　　　　☐ 孩子对解大便有恐惧感吗？

小便
☐ 小便经常是黄的吗？　　　　　☐ 有时是赤红色的吗？

☐ 每日 5 次以上吗？　　　　　　☐ 有泡沫吗？

饮食
☐ 吃饭很少吗？　　　　　　　　☐ 吃饭挑食吗？

☐ 吃饭偏食吗？　　　　　　　　☐ 吃饭很多吗？

☐ 是吃得多不长肉吗？　　　　　☐ 喜欢吃冷食吗？

☐ 不喜欢吃菜吗？　　　　　　　☐ 喜欢吃肉吗？

睡眠
☐ 晚上入睡比较困难吗？　　　　☐ 晚上睡觉经常翻身吗？

☐ 晚上睡觉打转吗？　　　　　　☐ 晚上睡觉张着嘴吗？

☐ 晚上睡觉经常醒吗？　　　　　☐ 晚上睡觉经常出汗吗？

☐ 白天经常出汗吗？　　　　　　☐ 白天咳嗽吗？

☐ 晚上咳嗽吗？　　　　　　　　☐ 长得很矮吗？

其他
☐ 嘴里有异味吗？　　　　　　　☐ 嘴里有酸味吗？

☐ 饭后有肚子痛的现象吗？　　　☐ 一上火就起疙瘩（湿疹）吗？

☐ 肚子经常有压痛感吗？

第6节
请这样与我沟通

我在日常的营养咨询中发现，家长们有个很有意思的沟通模式，就是自己简单地问一句话，希望对方是个神仙或超能力者，应该或必须能够猜透或测算出那句话之外的一切内容。

例如：

■ 我家孩子光吃饭不长肉怎么办？

■ 我家孩子大便干燥／腹泻，吃什么能够缓解？

■ 我家孩子过敏了，吃什么能够提高免疫力？

然后用特别无辜、执着且渴求的眼神望向你。

这样的问题反反复复地出现，宽泛的提问方式往往令愿意提供专业知识的解答者有无从着手的憋闷感。

养育孩子，分为教育和养护两部分，不仅需要我们对孩子付出精力和情感，更需要在育儿过程中能够运用理性、逻辑来梳理、规范。我在进行婴幼儿营养咨询工作时经常使用一种三步模型，很简单却非常好用，分享给大家。

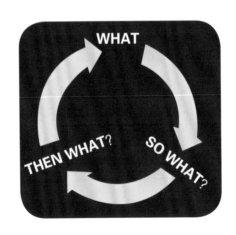

① What——描述问题

顾名思义，即描述现象或叫作陈述体征情况，即孩子的客观表现，而不是我们大人自己的解读，并且要具体，最好有情景因由。规范的陈述包括：现在的身高、体重、月龄、性别、睡眠、二便（电话咨询还包括指甲、脸色、头发等体征），什么时候开始出现情况，情况出现前的饮食和环境，作息时间，每日膳食结构，家长自我分析和总结，执行的护理和饮食方法，等等。

描述 1： "孩子不爱吃奶。"

R 妈体会：描述太笼统，这样的描述即使请神仙下凡也帮不上忙。

描述 2： "我家孩子胃口小，不怎么吃奶，辅食也吃得少。"

R 妈体会：描述主观意愿太强，已经假设了孩子就是胃口小，而多数情况，根据婴幼儿 BMI（身体质量指数）数据来看，都属于中上发育水平。

描述 3： "我家孩子现在 6 个月大。3 个月前喝奶挺有规律，每天 3 小时 1 次，但一直容易吐奶，而且越来越频繁。最近开始不肯好好吃奶了，吃几口就不吃了，有时想继续喂就会哭，奶量急剧下降。最近 3 个月体重才增加了 0.5 千克。"

R 妈体会：比较好，说得很具体，有情景，把之前和现在的情况都说了，而且只说客观情况。赞一个！

♡ R 妈提示

与任何人沟通都需要沉稳、冷静，知道自己的能力和情况，情绪平和地清晰表述，只有这样才有可能得到更多专业有效的帮助。

Q：为什么强调要把问题描述准确呢？

A：因为只有把情况描述清楚了，才能对症寻找解决办法。只有对孩子的体质、喂养习惯、作息时间、现有体征的准确陈述，调整方向和方法才会更精准和有效一些。有能力养育一个健康聪慧的孩子，这种信心来自于对育儿知识不断的学习、积累和沉淀，更来自于家长每天对日常琐事的用心、细心、耐心和恒心。

当妈妈的都容易因为孩子的事而焦虑和自责，有时甚至会不自觉地陷入"孩子就是不好，但我也不知道哪里不好，好着急，我不知道下面该怎样做了"这样的怪圈。这个时候必须静下心来，按照 What 的要求把孩子的情况写下来，冷静梳理和分析，大部分情况下都可以自己发现问题。自我梳理的过程，也就是逻辑思维建立和强化的过程，也是中国式育儿有序化管理系统的核心内容。

如今网络很发达，朋友圈、公众号和医生都是我们寻求帮助的途径。但家长要记住，手机屏幕后面的那些人，没有见过我们的孩子，我们不能想当然、甚至一厢情愿地认为他们就是知道我家孩子的情况的。只有我们自己可以清楚、具体地表达孩子的情况。如果只是简单地说"我家孩子不爱喝奶"，你预期可以得到什么答案呢？"正常的，厌奶期，过了就好了"，如果是这类答案，无须再提问，这样的回答显然是没用心且不负责的。同时，有着这样提问方式的家长，作为专业的婴幼儿营养咨询人员，需要付出 N 倍的时间和精力，即使给出了饮食、护理和生活习惯建议，家长也未必执行或执行度不高，导致效果不佳。

找对人、讲清楚，这是 What 的核心内容。

② So What——排查原因

了解了孩子的情况，接下来就是排查原因。很多人觉得排查原因是提供专业意见和建议者的职责，站在一名母亲的角度，我始终相信：我们是最了解自己孩子的！比专家、化验单更了解，更不要说网络上那些未曾谋面的育儿达人或者专家、学者。所以在找他们之前，家长先要做第一轮甚至几轮的排查，这样才能帮助专家更好地找到原因。

原因的排查，需要以已经掌握的育儿知识和对自己孩子情况的了解为前提。比如前文提到的"描述3"的情况，可能的原因是什么呢？贫血？吐奶不舒服？胃食管反流？强迫孩子吃，导致孩子开始逆反了？奶瓶流速太快？孩子对外界开始好奇分心了？我曾经遇到一个案例，8个月的孩子喝奶量下降，仅仅是因为不喜欢躺着喝奶，在孩子的后背塞了个枕头抬高其上身，这个问题就解决了。

在 So What 阶段，就是把所有有可能的、能想到的原因都写出来，不管是生理的、心理的还是病理的，都罗列出来。如果可以走到这一步，家长一般就不会那么焦虑了。至少不再是大海捞针，而是有一个清单可以对照。

R 妈提示

育儿，不怕孩子出现问题，就怕找不到原因。只要找到原因，一定可以有解决办法。这个过程，是中国式育儿有序化管理系统中至关重要的一环，也是快速提高家长自身育儿素养和能力的有效途径。

3 Then What——解决方案

找到问题后，下一步就是提出解决方案。

罗列了那么多可能的原因，接下来家长可以自己对照排查一下。先从最有可能的原因入手，这时会有两类选择出现。

第一类是家长在家可以解决的。例如前面举的不吃奶的例子，通过对孩子的分析，最有可能的原因是孩子大了，吃奶分心了，或不愿意躺着吃奶（喉咙和胃处于同一水平线，贲门发育不全，未能关紧），想要侧卧或抬高头，不接受新奶嘴，等等。如果是以上原因，解决方法就很简单，选择一种安静的喂奶方式，比如每次都在卧室喂奶，喂完奶再出来。建议每次只调整一种情况，观察3天，看孩子的反应。

第二类是需要医生、婴幼儿营养师或育儿专家帮助解决的。还是举前面那个孩子不吃奶的例子。如果通过排查，怀疑孩子是胃食管反流，接下来就需要带孩子去医院检查；如果已经开始添加辅食，但膳食结构中缺乏强化铁的辅食，可以考虑是贫血，也需要到医院（记住，不是营养品销售人员）寻求帮助。

建议家长在寻求帮助的时候，一定要找与自己育儿理念契合的专业人士。医生、育儿专家、营养师关注的角度有所不同，医生侧重治病救人，营养师侧重日常养护，育儿专家则侧重育儿细节的规范和执行，家长可根据需要进行选择。在寻求帮助的时候应说明你曾做过哪些排查和调整，哪些有用，哪些没用，以便专业人员更快地发现问题、解决问题。

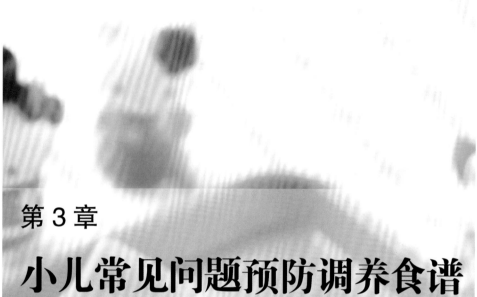

第 3 章

小儿常见问题预防调养食谱

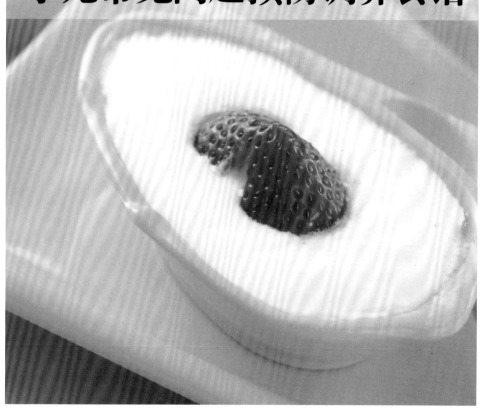

第1节
缺 钙

1 孩子真的缺钙吗

如果孩子缺钙，首先会影响骨骼发育，出现方颅、牙齿不齐等问题。缺钙引起的方颅有一个显著的特点：前方后不方。头的前部呈方形，多数是由于缺钙；头的后部呈方形多数是头型问题，不是缺钙引起的。有的孩子骨骼变形并不是缺钙，而是因为骨骼较软，家长给孩子穿的衣服胸部过紧而导致的，这点需要注意。

除了骨骼方面的问题，缺钙还会有多汗、夜惊、夜哭、免疫功能低下、易烦躁、食欲缺乏等症状。**缺钙一定会导致多汗，但多汗并不一定是缺钙。**也有的孩子因为先天肾气不足导致多汗（肾主水，肾气不足以收敛体液就容易多汗，适量进行五谷食疗补气后出汗现象会有明显改善），此外其他营养因素或者心理因素也可导致多汗。与多汗情况类似的还有枕秃，**缺钙会出现枕秃，但枕秃并不一定意味着缺钙。**多汗、摩擦都可导致枕秃，需要家长仔细分析。

家长一定要在医生指导下给孩子补充钙剂，并在补充后及时根据孩子的吸收利用情况调整用量，基础还是食补，这才是安全、有效的。钙元素超量摄入和沉积会导致长骨过早愈合，还会影响铁、锌、磷等必需矿物质的生物利用率。

2 补钙，吸收是关键

母乳喂养的孩子，妈妈应该注意补钙，哺乳期间每日应保证摄入1200毫克钙。

1岁以下人工喂养的孩子，在肠胃功能吸收正常的情况下，如果每日能喝800毫升的配方奶，就能够满足对钙质的需要。如果孩子还是缺钙，首先要想到的不是给孩子吃何种钙剂、钙含量是多少，而是吸收的问题。

同样是 100 毫克钙，母乳中的钙的吸收率为 80%，牛奶中的钙的吸收率为 60%，食物中的钙如果搭配合理吸收率在 50% 左右，其他钙元素大多在 30% 左右，只不过数量占优势而已。但钙是矿物质，高单位、密集型摄入是非常不容易消化吸收和沉积的，这就是很多脾胃虚弱的孩子补钙效果不好的原因，这样做非常容易导致孩子大便干结、消化不良，甚至导致脾胃不合。

R 妈提示

　　经常饮用碳酸饮料的孩子应注意补钙，因为这些饮料中含有极高的磷（后面有相关内容介绍），会消耗人体内的钙，增加患骨质疏松症的可能。患有成长期神经痛的青少年多摄取钙能使疼痛减轻。

　　如果孩子出现缺钙的问题，首先应该找营养医师梳理一下孩子的饮食结构，看看饮食结构中哪些食物搭配得不合理，影响了钙元素的吸收。比如，菠菜、豆腐搭配，菠菜中的草酸和豆腐中的钙结合成草酸钙，不但影响钙质吸收，还非常容易形成结石。排除了孩子饮食结构不合理的原因，就可以考虑添加鱼肝油了，同时需要增加孩子晒太阳的时间和活动量，促进钙的吸收，最后才是针对孩子的体质开出适合孩子肠胃的钙剂。

3 选择钙剂的基本原则

　　为孩子选钙剂（包括鱼肝油）应该注意以下几个问题。

（1）重金属含量要低

　　国际营养协会早在 2006 年就出台了一个规定，要求所有的 GMP 认证（Good Manufacturing Practice，世界上第一部有关药品生产的全过程质量控制法规）厂家必须标注其生产的钙和鱼肝油产品中的重金属含量。如果钙剂（鱼肝油）生产厂家说自己的产品没有重金属，这是不可能的！目前最先进的提炼合成技术也不可能做到没有重金属，生产厂家这样说不是技术检测不出来，就是根本就没有考虑过这样的问题。

（2）钙含量和吸收率

■ 天然食材

含有可利用钙元素的天然食材在吸收利用率上有着显著的差别：母乳钙的吸收率最高，正常情况下可以达到 80% 以上；乳制品中的钙，吸收率一般可以达到 60% 左右（无添加的有机纯奶）；豆类，虾皮，芝麻、核桃等坚果，钙的吸收率可以达到 45% 以上；其他食物中钙的吸收率在 30% 左右，如果搭配合理，吸收率能提高到 60% 以上。

天然食材钙含量虽少，但是均衡、全面、吸收率高，所以一般营养专家都建议食疗先行（正常饮食不会缺钙）。只有当食疗调整达不到预期效果的时候，才考虑营养补充剂，且只要检测指标合格即可退回到食疗方式。

■ 营养提纯钙剂

市场上的钙剂，一般分为有机钙和无机钙两种。无机钙的优点是含钙量高，缺点是吸收的时候需要大量胃酸的参与，在临床上一般建议胃肠功能比较好的人选择无机钙，如碳酸钙、氯化钙、磷酸钙等。有机钙主要包括柠檬酸钙、乳酸钙、葡萄糖酸钙等，优点是吸收利用率相对高一些，因为有机钙在溶解的过程中不需要胃酸的参与，脾胃虚弱、缺乏胃酸的人，萎缩性胃炎等肠胃疾病患者选择有机钙会更好一些。

溶解度好的钙剂相对吸收也比较容易，左旋乳酸钙吸收率最高，其次是氯化钙、葡萄糖酸钙、柠檬酸钙和碳酸钙。

R 妈提示

给孩子选择钙剂的时候，不仅要考虑钙元素的含量、口感、吸收利用率，还要选择对肠胃刺激性小的产品。如果孩子服用钙剂后出现大便干燥、胃部不适等情况，应马上停止服用。有对贝壳类过敏的孩子，在食用贝壳类提取的钙剂时，会出现变态反应，需要注意。

碳酸钙的含钙量比较高，但是溶解度比较低。为了提高溶解度，国内厂家一般在制造过程中将碳酸钙研磨成超过 10000 目的超细粉末，然后加入黏合剂、崩解剂等，使药物在遇水时能迅速崩解，克服其溶解度低的缺点。这种钙剂因含有人工添加剂，家长选择的时候须谨慎。

（3）钙磷比例

理论上认为当钙磷比例为 2 ∶ 1 的时候，钙的沉积率最好。但这只是实验室里的数据，是在完全没有其他因素（摄入方法、地理环境等）影响的情况下得出的结论。这种数据的弊端是忽略了其他因素的影响。

现在，中国大部分适合人生存的地区已经划归为高磷区。为什么这样说呢？想一下，我们日常使用的是含磷洗衣粉，农作物使用的是磷肥，已经导致饮用水和食物磷含量偏高，如果再摄入比例为 2 ∶ 1 的钙磷制剂，很容易让孩子因为骨质钙磷沉积比例不合适而影响骨骼发育，严重的甚至会影响血液凝固、酸碱平衡、神经和肌肉等正常功能。所以，有的时候尽信书不如无书，现代父母决不能把自己和孩子变成"学知障"，任何专家、学者甚至本书作者所说的话，都希望家长们勇于质疑，考虑一下说得对不对，为什么是对的或者是错的。

（4）维生素 D

补钙的同时还要注意补充维生素 D。维生素 D 也叫"阳光型维生素"，让我们看看它在人体内是怎么工作的。

■ 第一步：阳光

维生素 D 的前体（生成维生素 D 的原料）存在于皮肤中，当阳光直射皮肤时会发生反应，转化为维生素 D_3。很多孩子户外活动少，不接"地气"。维生素 D 丰富的食材即使吃进身体，不经过阳光照射转换，只有 20% 左右的吸收利用率，而皮肤经过与充足的阳光接触，这个比例将提高至 80%。这就是著名的"80/20"原则。

对于中国孩子来说，满月前可以不进行户外阳光照射，因为母体给孩子存留的活性维生素 D 足够其身体运转至满月；满月后应该多带孩子进行户外活动，如果正值盛夏，可以选择在每天上午 9 点以前和下午 5 点以后带孩子到户外。孩子常常在户外活动可以更好地合成身体发育所需的维生素 D，进而帮助钙的吸收。如果孩子身体皮肤面积露出 50% 以上，接受阳光直射 4 小时（树影斑驳也可以），可以不单独服用维生素 AD 滴剂；冬季只露出小脸和小手的时候，按照我国国家标准推荐摄入量服用维生素 AD 滴剂；春、秋季节根据孩子的户外活动时间和衣着情况适量加减摄入量。

中国居民膳食维生素 D 推荐摄入量 (RNI)
单位：微克 / 日（1 微克 =40 国际单位）

年龄 / 岁	RNI	年龄 / 岁	RNI
0 ~	10	18 ~	5
0.5 ~	10	50 ~	10
1 ~	10	60 ~	10
4 ~	10	80 ~	10
7 ~	10	孕妇 ★	10
11 ~	5	乳母	10
14 ~	5		

资料来源：以上数据引自2014版《中国居民膳食营养素参考摄入量（DRIs）》
注：★为孕中后期，从第4个月开始。

家长不要错误地以为，只有在阳光下直晒才能达到补钙的目的，其实只要在户外，即便是避光处或树荫斑驳处也是可以的；相反，如果在室内，即便有阳光直射也不行，因为紫外线无法穿透玻璃。

♥ R 妈提示

很多中国家长认为国外的营养制剂品质优越，但选择的时候需要注意产地国的具体情况。例如日照时间短的国家，如挪威、瑞典等，与处于赤道地区的国家推荐摄入量的标准是不一样的，不经过剂量筛选拿来就用，我是非常不赞同的。

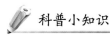 科普小知识

鱼肝油和鱼油不是一回事

国内很多家长认为鱼肝油和鱼油是一回事，其实它们是有差别的：鱼肝油仅包括维生素 A、维生素 D，也叫作维生素 AD 滴剂；鱼油包含 DHA、EPA、Omega-3、维生素 E 等多种营养素，其中 DHA、EPA、Omega-3 等对大脑神经、视网膜神经发育大有裨益。新手父母在购买的时候一定要看清成分表，如果只含有维生素 A 和维生素 D，这种营养素只能叫作维生素 AD 滴剂，而不是鱼油。

还有一点需要注意：给婴幼儿吃的 EPA 和 DHA 的比例建议以 1:1 为佳。国际上对鱼油的适用人群有明确划分：给老年人吃的鱼油，EPA 含量一般是 DHA 的 10 ~ 20 倍，婴幼儿吃了容易出现血液和心血管等诸多问题；给中年男性或女性食用的鱼油，一般会含有微量激素和其他不适合孩子的营养素。

另外一个尖锐的问题是：维生素 A 和维生素 D 中毒的情况时有发生，也就是鱼肝油服用过量（中毒）。维生素 A 和维生素 D 中毒的症状和佝偻病类似，如果孩子长期摄入鱼肝油但还是有佝偻病症状，就要检查是否是鱼肝油摄入过量（中毒）。摄入过量引起的症状，停药后即可缓解。鱼肝油摄入过量（中毒）也可能导致厌食。

■ 第二步：肝脏、肾脏

肠道内的维生素 D_3 首先在肝脏内发生 C25 的羟基化作用，变成 25- 羟基维生素 D_3，在肾脏线粒体中变为 1,25- 二羟基维生素 D_3 后被送至小肠黏膜，发挥促进钙吸收的特有作用，也就是诱导小肠中钙蛋白质的合成。同时，1,25- 二羟基维生素 D_3 被送至骨骼，以促进钙的集中。

■ 第三步：协同作用

最后，维生素 D 将和甲状旁腺激素以及降血钙素协同作用，平衡血液中钙、磷的含量，特别是增强人体对钙离子的吸收能力。

■ 第四步：肠胃的整体蠕动和吸收情况

如果给予同样的食物，吸收率高的孩子体质要明显好于吸收率低的孩子。关于吸收率和蠕动率的增强，请与专业营养医师联系，有针对性地进行食疗调整。

个案分析

4 岁男孩，膳食结构和作息时间均不规律，钙严重缺乏，处于高磷区，喜爱饮料尤其是碳酸饮料，嗜肉厌菜，经过以下调整后有良好改善。

- 每日户外活动时间保持在 4 小时以上，除通过皮肤对阳光性维生素 D 进行合成转换外，运动量增加也可提高维生素 D 的吸收率，并促进钙的吸收。

- 戒断碳酸饮料与高磷食物，减少肉和甜食的摄入。这些食物会过度消耗人体的钙，因为血磷升高会反馈抑制 1,25- 二羟基维生素 D_3 的生成，降低钙的吸收利用率。

- 增加促胃酸食物的摄入（如山楂）：胃酸缺乏也会降低不溶性钙盐的溶解度而减少人体对钙的吸收。

- 两餐之间不再添加零食和甜点，晚餐清淡，摄入量减少至原有摄入量的 60%~80%。

- 规范作息时间，晚 8 点半左右上床，9 点入睡。如不入睡，建议家长在下午增加孩子的体力活动时间和强度，睡眠问题随之而解。

---

4 含钙食物推荐

含钙丰富的食物主要有以下几类。

- 乳类及制品，如牛奶、酸奶、奶酪等，每升含钙1000～2000毫克，而且吸收利用率也比其他食物高。
- 海产品，如贝类每100克含钙200毫克，鱼类每100克含钙50～150毫克，海带、紫菜等都含有丰富的钙，其中以虾皮含钙量最多（对海鲜过敏的孩子慎用），每100克含钙99毫克。
- 大豆及其制品，如豆腐（非内酯豆腐，每100克含钙110～140毫克）、豆浆。
- 芝麻、花生、核桃、葵花子等坚果类食物也是钙的良好来源。
- 深绿色叶菜（苋菜、菠菜和空心菜含有较多草酸，钙的吸收率低）和甘蓝类蔬菜，每100克含钙50～130毫克；蛋类，每100克含钙50～60毫克。
- 水果中柑橘含有较多的钙，每100克含钙20～30毫克。

日常食物钙含量排行榜（毫克/100克可食部）

排名顺序	食物名称	含量
No.1	虾皮	991
No.2	干酪	799
No.3	芝麻	620
No.4	海带（干）	348
No.5	荠菜	294
No.6	花生仁	284
No.7	紫菜	264
No.8	木耳	247
No.9	雪里蕻	230
No.10	黑豆	224

5 推荐食疗方

五仁粉【8个月以上适用】

原料 芝麻、核桃、杏仁、松子、花生5种坚果。花生1岁前不要添加，对坚果过敏的孩子需要逐个少量食用，不过敏后添加。

做法

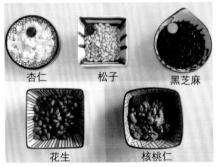

杏仁　松子　黑芝麻
花生　核桃仁

❶ 芝麻、核桃、杏仁、松子、花生按照合理的重量比例搭配好，建议春季和夏季为2∶2∶1∶2∶4，秋季和冬季为2∶2∶2∶2∶3。

❷ 铁锅预热，开最小火，倒入花生和核桃，不停翻炒至六分熟。

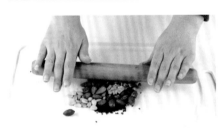

❸ 加入松子和甜杏仁，小火不停翻炒至七分熟。七分熟就要关火，用余温烘焙即可，否则非常容易糊。

❹ 关火，加入烘焙熟的黑芝麻，调和均匀，入料理机粉碎颗粒模式（其他档位转速不会出颗粒的效果），根据宝宝消化系统的发育程度，打成大颗粒、小颗粒或膏（加少量水）。

用法 五仁膏做好后可放入冰格（一般1个冰格为5～8克），8～12个月的婴儿每日5～10克（每日1冰格），1～3岁每日10～20克。可以拌饭、拌粥，甚至做点心馅、拌蔬菜沙拉（例如焯过水的菠菜切碎了拌入五仁膏就十分美味又营养），家长可以自由发挥。

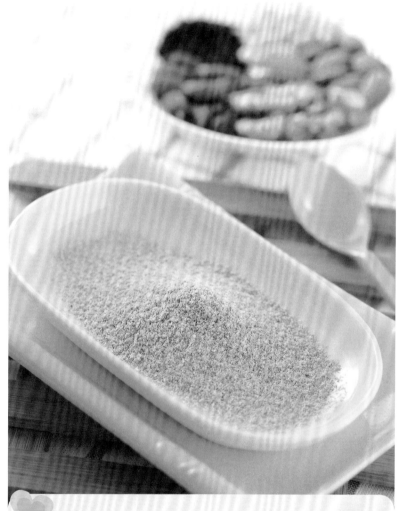

R妈提示

　　北京秋冬天气比较干燥，好多孩子肺热导致咳嗽、咽喉肿痛、支气管炎症、上呼吸道感染，所以加大了杏仁的比例，补钙的同时对预防和缓解孩子秋燥很有帮助！仁类干果不可多吃，以避免摄入大量的油脂，引起消化不良或腹泻。

每100克坚果、种子类食物钙、铁、锌含量表

	钙（毫克）	铁（毫克）	锌（毫克）	点评	过敏指数
山核桃	133	5.4	12.59	锌含量最高	低
松子	161	5.2	5.49	各营养素比较均衡，吸收利用率较高	低
杏仁	266	4.5	3.54	钙含量比较高，过敏指数中	中
腰果	26	4.8	4.3	过敏指数中，钙含量低	中
花生	284	6.9	2.82	钙含量高，但过敏指数相对较高	高
葵花子	115	2.9	0.5	驱虫效果较好，钾含量较高	低
南瓜子	37	6.5	7.12	锌、镁、磷含量是坚果里比较高的	低
黑芝麻	780	22.7	6.13	钙、铁含量是坚果中最高的，钾、镁含量次之	低
白芝麻	620	14.1	4.21	钙、铁含量仅次于黑芝麻	低

资料来源：以上数据引自《中国食物成分表》2009版

根据以上表格，我们可以推算出添加坚果和种子类食物的顺序（过敏体质除外）。

第一，黑、白芝麻。 钙、铁含量位居榜首，且过敏指数较低。可以单用黑、白芝麻研磨成芝麻酱（一定要调水稀释后食用），拌面、拌焯水后的蔬菜末、拌米粉、拌粥均可，百搭。

北京秋冬天气比较干燥，好多孩子肺热导致咳嗽、咽喉肿痛、支气管炎症、上呼吸道感染，所以加大了杏仁的比例，补钙的同时对预防和缓解孩子秋燥很有帮助！仁类干果不可多吃，以避免摄入大量的油脂，引起消化不良或腹泻。

第二，松子。 各营养素均衡，吸收利用率较高，且补骨增髓、润肠通便，也是添加坚果类食物不可忽视的成员。添加时应粉碎成末或做成酱，调和在食物中配餐，如松子粥、松子胡萝卜丁、玉米粒拌菠菜碎、松仁玉米等。

第三，南瓜子。自古就有南瓜子驱虫的记载，对 2 个月内的小虫效果尤其好，父母可以每隔 2 ~ 3 个月给孩子食用 1 次，剂量为 1 ~ 3 岁每天 30 克、3 岁以上每天 60 克，连续服用 7 日即可。也可用蜂蜜调和后制成膏浆状食用。

理论上，坚果、种子类比植物本身容易致敏，过敏体质的孩子应谨慎食用。腰果、花生对于亚洲人种来说致敏率更高，一般建议 3 岁前谨慎食用。

健康体质的孩子，黑芝麻、松子、南瓜子可以在 9 个月开始食用，安全的食用顺序为：先打浆后用膏、先食生后用熟、先食碎后用整。千万注意安全，别卡到孩子。

虾皮西葫芦饼【9个月以上适用】

原料 无盐或淡盐虾皮 100 克，西葫芦 1/2 个，鸡蛋 1 个，面粉、配方奶粉各适量，盐少许（1 岁以下不放盐）。

做法

❶ 将虾皮用适量清油（主要是富含维生素 A、维生素 D 的植物性食用油，购买的时候可以参考食用油的营养配料表）炒熟。

❷ 连同少许清水，放入食物粉碎机中加工成虾酱，装入密封容器备用。

❸ 西葫芦去皮、擦成细丝，备用。

❹ 鸡蛋磕入碗中，打成鸡蛋液。

❺ 将鸡蛋液与面粉、配方奶粉、虾酱搅拌成糊状。

❻ 加入西葫芦丝，搅拌均匀。

❼ 平锅置火上，倒入油，待油稍热将糊状物倒入平锅摊成软饼即可。

用法 作为主食或配菜吃。对虾皮过敏的孩子应谨慎食用。

> 虾皮是钙中霸主，搭配维生素 C 和膳食纤维丰富的食材，消化吸收率更高。虾酱或虾皮粉还可以拌粥、拌饭、调汤，孩子会非常喜欢！孩子咀嚼能力可以达到的时候，早晨也可以做些葱油虾皮，配米粥或夹在馒头里，是上班族妈妈的首选，做一次能在冰箱中保存 1 周。

杏仁露 【10 个月以上适用】

原料 甜杏仁、水适量，冰糖少许。

做法

❶ 将甜杏仁与适量清水放入料理机中，粉碎研磨成粗浆。

❷ 用细纱布或漏网将渣滓过滤掉。

❸ 将过滤后的粗浆倒入陶瓷或玻璃锅中用大火煮（忌用铁锅），煮开后转小火煮 5 分钟即可。

用法 放温后喝。现做现喝，不宜存放过夜。在一开始添加的时候，不建议加冰糖等甜味剂，原浆味道很纯正。单喝或调成杏仁粥、杏仁豆腐、杏仁核桃露等均可。

♥ R妈提示

杏仁露对于不过敏的孩子，是一种不错的甜食选择，补钙、润肺、美白，适用于干咳、大便干燥的孩子。

牛骨髓粥 【1 岁以上适用】

原料 牛骨髓150 克，粳米正常煮粥量，黑木耳 2 ～ 4 朵，绿叶菜、熟黑芝麻、红糖或盐少许。

做法

❶ 将牛骨髓切碎，放入炒锅小火焅出油。

❷ 取小碗放入适量清水，把牛骨髓油倒入，待其凝固后挖出，翻面刮去杂质。

❸ 用凉水将黑木耳发好洗净，切碎；绿叶菜清洗干净，切碎；熟黑芝麻用擀面杖压碎。

❹ 砂锅内放入粳米和清水熬煮成粥，加入牛骨髓油、红糖或盐（根据个人口味调整）；煮开后撒入黑木耳、绿叶菜和黑芝麻，稍煮，搅匀后关火。

用法 温后即可食用。可作为日常主食给孩子吃，建议每周食用 2 ～ 3 次。

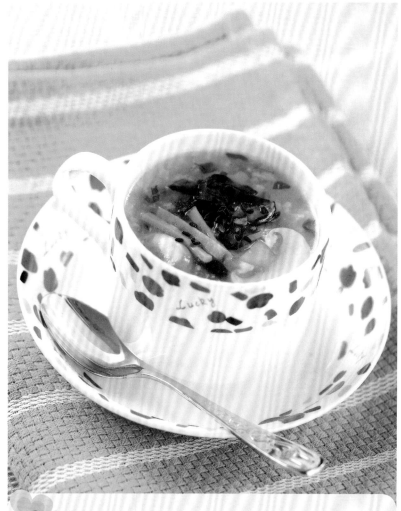

R 妈提示

　　牛骨髓和黑芝麻均有补髓增智、益气摄血、调理脾胃的功效。黑米、黑豆、黑芝麻（三黑粉）等食材对骨密度不足的婴幼儿非常有益。同时黑色的食材因花青素含量较高，具有抗氧化、抗自由基、抗过敏的功效，对于过敏体质非常有益。

妙厨魔法

熬粥秘籍

浸泡：先将米用冷水浸泡0.5～1小时。这样做的好处一方面省时省火，另一方面米粒涨开以后滋味才能进去。

美匙：煮粥时在锅内放几个瓷质美匙，这样粥不容易糊。

火候：先用大火煮开，然后转小火煮烂。这点很重要，粥的香味由此而出。

搅动：搅动的时候顺着一个方向转，这样做是为了让米粒颗颗饱满、粒粒酥稠。搅拌的技巧是：开水下锅时搅拌几下，盖上锅盖焖20分钟左右的时候开始不停地搅动，持续10分钟，到粥黏稠为止。

点油：改小火后10分钟点少许色拉油，粥会特别鲜美。

米、料分开煮：这样煮不串味，特别是辅料为肉类和海鲜的时候，更应该这样。

洋葱炒蛋【1岁以上适用】

原料：洋葱1/2个，鸡蛋2个，盐、植物油适量。

做法：

❶ 鸡蛋磕入碗中，打成液体状。

❷ 洋葱切丁，加入鸡蛋液内打撒。

❸ 将少许盐加入鸡蛋液中。

❹ 炒锅内放入植物油，油热后下洋葱丁鸡蛋液炒熟即可。

用法：可作为主菜给孩子吃。

小窍门：白皮洋葱炒菜香甜，紫皮洋葱凉拌味道更好！

凤髓苏游膏【1岁以上适用】

《素食说略》记载，凤髓苏游膏具有润燥止咳的功效，适用于肺中燥热、干咳无疾、久咳不愈等病症。

原料：松子100克，胡桃200克，蜂蜜50毫升。

做法：

❶ 将松子、胡桃去壳，用粉碎机研成碎末待用；

❷ 蜂蜜放入锅中，加入松子末、胡桃末和少量水熬煮，边熬边搅拌，至浓稠起锅；

❸ 待凉即可食用。

用法：一次可以多做一些，放到冰箱冷藏，用时提前拿出来放至室温，用温开水调成膏状送服（饭后食用）。1～3岁，每天3次，每次10克；3岁以上每日3次，每次15～20克。

R妈提示

坚果本身除了含有丰富的矿物质外，脂溶性维生素的含量也非常丰富，维生素A、维生素E协同作用，可以在上呼吸道黏膜上快速形成一层脂溶性保护膜，提高孩子黏膜免疫、抗氧化、抗挥发、抗冷空气刺激和抗大气污染的能力。

蜂蜜不加热侧重滋阴，加热后侧重"和""缓"功效，中药中常用蜜炙的方法配药，以和缓药性。用在这里，主要是和缓松子和核桃的食物性，使之更融合配伍。蜂蜜一次不要给孩子摄入过量，一小咖啡勺足够，否则会过于甜腻，过甘则生湿。

坚果过敏者忌食。

第2节
缺　铁

🐘 铁的缺乏与过量

（1）缺乏

铁的损耗及危害是一个从轻到重的渐进过程，一般可以分为以下3个阶段。

第1阶段：铁减少期（ID)。只是铁储备的减少，表现为血清铁蛋白含量降低，此阶段不会引起明显有害的生理后果，轻微的贫血往往不易察觉。

第2阶段：红细胞生成缺铁期（IDE）。其特征是因缺乏足够的铁而影响血红蛋白合成，造成机体含铁酶减少及铁依赖性酶活性降低，但尚未出现贫血。这个阶段可以出现食欲下降，严重的发生渗出性肠病变及吸收不良综合征。缺铁的孩子会表现出烦躁或对周围不感兴趣、冷漠呆板、无精打采。

第3阶段：缺铁性贫血期（IDA)。这一阶段的指标取决于血红蛋白水平的下降程度。常可见容易疲乏，不爱活动，活动后呼吸急促、头晕、心慌气短，消化功能减退，吃东西不香，皮肤苍白或者黄白不均，嘴或舌头疼痛，反应能力下降等症状。这个阶段发现较晚容易出现身体发育受阻、体力下降、注意力和记忆力调节过程障碍、学习能力降低、易患

💛 **R妈提示**

婴儿期缺铁可导致不可逆的神经发育损伤，这一影响可以持续到成年。2岁以下儿童缺铁可损害其认知功能，即使补铁也难以恢复；长期缺铁可影响肌肉对能量的获得，从而降低身体的耐力及运动能力；还可能影响细胞介导的免疫功能，导致机体抗感染能力降低。

感染性疾病等问题。

还有研究表明：妊娠早期贫血与早产、低体重儿及胎儿死亡有关，严重贫血还可增加围产期母亲的死亡率（IOM,2001）

（2）过量

人体没有主动排铁的功能，铁在身体中的长期过量蓄积可以导致铁负荷过度，造成慢性铁中毒，这种情况多数是由于家长给正常饮食和吸收的孩子额外添加铁制剂造成的。我已经接触过不少这样的案例了，过量铁摄入会给孩子带来以下不良影响。

- 过量铁可参与体内自由基的生成，引起一系列细胞内外的交联反应，导致脂肪酸、蛋白质、核酸的明显损害，加速细胞老化和死亡。
- 血色素沉着的发生就是铁储存过多引起的多器官损害，常常表现为器官纤维化。
- 受影响最大的是肝、胰、心脏和关节，以及脑垂体腺，严重的甚至可以导致肝癌患病风险的增加（IOM，2001）。

2 铁的吸收

膳食铁分为血红素铁和非血红素铁两部分，吸收率差异较大，与身体铁的营养状况、生理病理改变、膳食铁的含量及存在的形式，以及膳食中影响铁吸收的因素都有密切关系。

（1）血红素铁的吸收

血红素铁主要来自肉和禽的血红蛋白和肌红蛋白。血红素铁的吸收率受膳食因素影响较小，当膳食中有肉存在的时候，铁的吸收率平均为25%，但膳食中过多的钙可以降低铁的吸收；体内铁储备可以影响血红素铁的吸收，铁缺乏的时候，血红素铁的吸收率可以调整至40%。

（2）非血红素铁的吸收

非血红素铁主要存在于植物性食物和乳制品中，占婴幼儿膳食铁的绝大部分（很多妈妈说吃肉补铁，膳食比例认知错误哦）。虽然非血红素铁占膳食铁的绝大部分，但在吸收前必须与结合的有机物分离，如蛋白质、氨基酸和有机酸等，且需要被还原成二价铁后才能被吸收，因此膳食因素影响较大，家长们配餐的时候需要注意以下原则。

■ 膳食中抑制非血红素铁吸收的物质有植酸、多酚、钙等。植酸多存在于谷物、种子、坚果、蔬菜和水果中；酚类化合物中，茶、咖啡、可可和菠菜含抑制铁吸收的多酚类较高，吃的时候注意选择和排除；钙是唯一对血红素铁和非血红素铁的吸收都有抑制作用的膳食因子，其作用机制尚未明确，存在争议（Lonnerdal，2010）。

■ 对非血红素铁有吸收促进作用的因子有抗坏血酸——维生素 C、有机酸、B 族维生素等。

3 妈妈、宝宝都要补铁

女性在怀孕期间除了基本的铁损失外，还要为胎儿的生长发育储备铁，这个时期储备不足，孩子出生后就容易贫血。另外，因为分娩过程中大量损耗血液和元气，母体非常容易气血两虚，很多妈妈没有奶水或者奶量很少就是这个原因，所以，产前产后补铁补血很关键。如果妈妈自身缺铁，乳汁中一定缺铁，纯母乳喂养的孩子便会加速自身储备铁的消耗以适应生长发育的需求。所以，产后气血双补势在必行！

一般出生后 4 ~ 6 个月，孩子从妈妈那里储备的铁就会告竭。这个时候，孩子的各个器官也做好了吸收、运转生血食物的准备，含铁食物的添加就可以提上日程了。含铁食物添加得及时、正确，孩子就不会缺铁。

4 含铁食物推荐

（1）红枣

婴幼儿补铁首推红枣，红枣不仅比蛋黄中的铁吸收率高，而且不含胆固醇；同时含有铁、锌及维生素 C，更易吸收。6 ~ 12 个月的婴儿每天吃 2 个大红枣，1 ~ 3 岁每天吃 3 ~ 4 个，足够每天铁和锌的需要量了，而且红枣的健脾养胃功效非常卓著。

（2）动物肝脏

每 100 克猪肝含铁 22.6 毫克，而且也较易被人体吸收。动物肝脏可加工成各种形式的儿童食品，如肝泥，方便婴儿食用。只是选择的时候要注意卫生。

（3）鸡蛋黄

每 100 克鸡蛋黄含铁 6.5 毫克，尽管吸收率只有 3%，但鸡蛋易得，食用保存方便，而且还富含其他营养素，所以仍然是婴幼儿补铁的较好来源。但鸡蛋黄胆固醇含量过高，建议 1 岁以上的孩子每周食用量不超过 3 个。

（4）动物血液

猪血、鸡血、鸭血等动物血液里铁的利用率为 12%。如果注意清洁卫生，加工成血豆腐，对于预防儿童缺铁性贫血是一种价廉方便的食品。尽量选择放养而不是人工圈养的动物，有机的动物血液铁含量比圈养的动物血液铁含量高 3 倍以上。

（5）黄豆及其制品

每 100 克黄豆含铁 8.2 毫克，人体吸收率为 7%，远较米、面中的铁吸收率高。

（6）芝麻酱

每 100 克芝麻酱含铁 50.3 毫克，同时还含有丰富的钙、磷、蛋白质和脂肪，添加在婴幼儿食品中深受孩子们的欢迎。

（7）绿色蔬菜

虽然植物性食物中铁的吸收率不高，但孩子每天都要吃它，所以蔬菜也是补铁的一个重要来源，如芹菜、小白菜、生菜等。

（8）木耳和蘑菇

这两种食物铁的含量很高，尤其是有机木耳，每 100 克含铁 185 毫克，自古以来人们就把它作为补血佳品。此外，海带、紫菜等水产品也是较好的预防和治疗儿童缺铁性贫血的食物。

R 妈提示

民间有"菠菜补血"的说法，其实菠菜的含铁量并不高，每 100 克仅含铁 2.5 毫克，而等量芹菜则含铁 8.5 毫克。菠菜草酸含量过高，和钙结合可形成草酸钙，影响铁的吸收利用。一般不推荐婴幼儿和缺钙、软骨病、肺结核、肾结石、腹泻的人食用菠菜。

5 推荐食疗方

奶香南瓜泥【6个月以上适用】

原料 南瓜一大块，配方奶粉一平勺，水适量。

做法

❶ 南瓜蒸熟。

❷ 配方奶粉按说明书提示的比例冲调好。

❸ 南瓜压成泥，调入适量配方奶即可。

用法 作为辅食食用。稍微大点儿的婴儿，可以添加一些维生素C含量丰富的水果泥、水果丁或碎蔬菜等，目的是用维生素C将非血红素铁还原为二价铁，促进吸收利用。

红枣、藕粉中的铁都属于非血红素铁，补心血、益气血，对贫血、脾虚食少、腹泻的孩子效果好。妈妈产后催乳补血也有一定效果。藕粉与红枣的搭配多种多样，可以搭配出木耳红枣酱、枣泥小米粥等。孩子稍微大一些，可以咀嚼的时候，可以添加桂圆、葡萄干、松子等制成杂果藕粉泥。

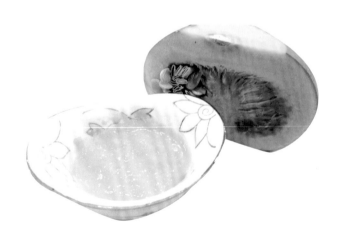

红枣藕粉泥【6个月以上适用】

原料　新疆大红枣 2 个，藕粉一大勺。

做法

❶ 将红枣用开水泡软，去皮去核，将枣肉压成泥。

❷ 藕粉用凉白开水调湿后，用开水边冲边搅拌成透明黏腻状态。

❸ 将枣泥和藕粉放在一起，搅拌均匀后即可。

用法　作为辅食食用。无其他添加的纯藕粉调好后，可以加在婴儿喝的奶里，尤其适合心火肝热、脾胃湿热、肺热肠燥的婴儿。需要注意的是，1 岁之内的孩子不要在藕粉内加燕麦、荞麦、薏米等膳食纤维较多、性质坚硬的食材，以防消化不良。

6 ~ 12 个月的婴儿，铁的推荐摄入量是每日 10 毫克，1 ~ 6 岁每日 12 毫克，每 100 克桂花藕粉含铁 20 毫克，50 克桂花藕粉就能满足 1 岁以下每日铁的推荐摄入量。红枣不仅含有铁，还含有促进非血红素铁吸收的维生素 C，再加上奶粉或母乳中的铁含量，每日摄入 10 ~ 30 克红枣藕粉基本就能满足 1 岁以下婴儿对铁的需要。

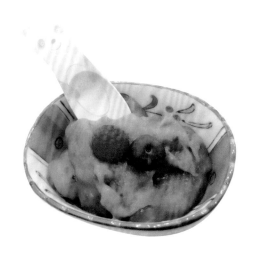

红枣桂圆小米粥【6个月以上虚寒体质适用】

原料 大红枣 4～6 个，桂圆 4～6 个，小米正常煮粥量。

做法

❶ 红枣用热水泡发，去皮去核，留下枣肉备用。

❷ 桂圆去核，切碎，放入锅内，与小米、红枣一起煮烂即可。

用法 作为主食食用。

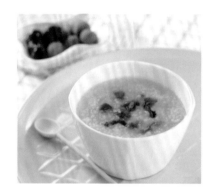

R 妈提示

　　红枣、桂圆、葡萄干、黑芝麻等同是热性食材，亦适合虚寒体质的孩子补气养血。如果健康体质的孩子食用桂圆、红枣，建议搭配食性偏凉的藕粉，凉热调和、水火既济，食性就不会偏重温热。

红枣银耳羹【8个月以上适用】

原料 大红枣 4 个，水发银耳 1～2 朵。

做法

❶ 银耳切碎，红枣去皮、去核；

❷ 将红枣与银耳入盅同炖，水开后转小火炖 15 分钟关火；

❸ 焖 1 小时左右即可。

用法 可作为加餐吃。

R 妈提示

　　银耳性凉，红枣温热，适合健康体质的孩子补血，还可滋阴清热、润肠通便。

紫米(红豆)红枣粥【8个月以上适用】

原料 红豆（8个月以上）或紫米(1岁以上)适量,红枣5～8个。

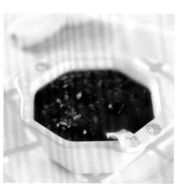

做法

❶ 将红豆或紫米提前浸泡24小时。

❷ 与红枣一起放入锅内,加水,慢火煮20分钟。

❸ 关火,再焖30分钟即可。

用法 作为主食食用,可益气养血、安神滋补。给3岁以下的孩子吃红枣应注意去皮、去核。

核桃姜汁粥【8个月以上虚寒体质适用】

原料 核桃仁4～5个,姜1～2片,大米正常煮粥量。

做法

❶ 核桃仁加少许水,用料理机打成浓浆。

❷ 大米煮成稠粥。

❸ 将核桃浆和姜片倒入粥中,煮3分钟后关火。

❹ 取出姜片丢弃,粥温凉后即可。

用法 作为主食食用。

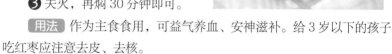

R妈提示

核桃姜汁粥侧重补气养血,促进血液循环,使气色红润。尤其针对面色苍白无华、气血亏虚的孩子非常有帮助。冬季寒冷的情况下,对风寒感冒、流清鼻涕、打喷嚏的孩子也非常适用。

鸭血豆腐汤 【8个月以上、内热体质适用】

原料 鸭血、豆腐、木耳、熟瘦肉、小白菜各适量，鸡蛋1个，鸡汤少量，香油、葱花、盐（1岁以内不加盐）少许。

做法

❶ 将鸭血和豆腐切成细条，将泡发好的木耳及熟瘦肉、小白菜切成细丝。

❷ 鸡汤烧开，加入❶中的所有原料，中火煮15分钟。

❸ 鸡蛋打散，淋入汤中，加点儿香油和葱花即可，1岁以上可加少许盐。

用法 可作为主菜或配汤食用。

♥ R妈提示

鸭血、木耳皆性凉，适合内热体质的孩子补血。给1岁以内的孩子吃可以放一片姜去腥，但不建议放盐。

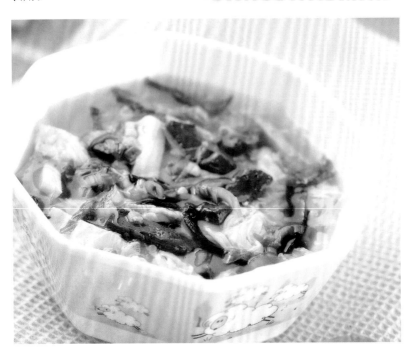

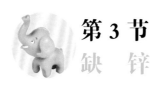

第 3 节
缺 锌

1 哪些时候容易缺锌

- 大量流汗的孩子会随着体液流失大量的锌，所以爱出汗的孩子一定要注意增加含锌丰富的食物。也正因如此，夏天，无论孩子缺不缺锌都应该注意通过食物补锌。

- 感冒、发热、呕吐、腹泻、服药等有可能损伤肠功能时也要重点补锌。

- 厌食、头发黄、指甲出现白点、有异食癖、口腔溃疡的孩子要重点补锌。

- 在瘀伤、烫伤、割伤、摔伤的情况下锌有助于伤口快速恢复。

2 缺锌的常见症状

婴幼儿缺锌可出现以下症状：

- 味觉障碍，偏食，厌食或异食；

- 生长发育不良，矮小，瘦弱；

- 腹泻（肠病性皮炎）；

- 皮肤干燥，皮疹，伤口愈合不良，反复性口腔溃疡；

- 免疫力减退，反复感染；

- 认知能力差，精神萎靡，精神发育迟缓。

孕产妇缺锌可导致以下问题：

- 妊娠反应严重，胎儿宫内发育迟缓，畸形率增高，生产低体重儿；

- 产程延长，流产，早产。

R妈提示

很多父母都在说给孩子补锌，有的锌补充剂孩子比较喜欢吃，妈妈随手放，非常容易让孩子误服，这点需要格外注意。

3 过量补锌危害大

对婴幼儿来说，锌的有效剂量与中毒剂量相差甚小，使用不当或误服很容易导致过量，使体内微量元素平衡失调，长期超剂量服用甚至出现加重缺铁、缺铜、继发贫血等一系列病症。所以，当孩子缺铁、贫血、缺铜的时候，我们会先排查是不是锌摄入过量。

家长们不要一味给孩子补充锌剂，这样非常容易导致整个饮食结构出现偏差。只要注意给孩子适当吃鱼、瘦肉、动物肝脏、鸡蛋等，养成好的饮食习惯，不挑食，不偏食，一般不会缺锌。如出现问题，最好在专业营养医师的建议下给孩子添加锌剂。

小于 6 个月的婴儿锌的生理需要量信息很少，采用母乳平均含锌量，美国食品和营养协会（Food and Nutrition Board，FNB）建议 6 个月以下婴儿锌的适宜摄入量（AI）为 2.0 毫克 / 日。

中国居民膳食锌参考摄入量推荐：

- 6~12 个月为 3.5 毫克 / 日；
- 1~3 岁为 4.0 毫克 / 日；
- 4~6 岁为 5.5 毫克 / 日；
- 7~10 岁为 7.0 毫克 / 日。

4 含锌食物推荐

母乳中锌的吸收率可达 62%，特别是初乳，含锌量很高，平均浓度为血清锌的 4 ~ 7 倍。因此，有条件的至少要纯母乳喂养 6 个月。人工喂养的婴儿，从 6 个月开始添加含锌量高、容易吸收的辅食。

动物性食物的含锌量高于植物性食物。主要集中在鱼、虾、蟹、贝类，以带壳的贝类为主，牡蛎、鲱鱼等每千克含锌超过 50 毫克；其次是肉类（如瘦猪肉、羊肉、鸡肉）、肝类、蛋类等，每 100 克含锌 20 ~ 50 毫克。

对消化系统较为成熟的成人来说，动物蛋白质分解后所产生的氨基酸能促进锌的吸收，锌的吸收率一般在 50% 左右。但婴幼儿化学消化系统尚未成熟、完善，尤其是蛋白质分解酶及各种辅酶数量不多、质量不高，过量摄入深海鱼和贝壳类容易导致过敏，需要对食物来源和摄入数量谨慎选择。**年龄较小的孩子先从植物性食物开始添加是比较安全有效的方法**。植物性食物虽然锌含量低，但胜在摄入量可以较大，且各种辅酶和营养素非常均衡，容易吸收利用。

常见食物锌含量（毫克 /100 克可食部）

动物性来源		植物性来源	
食物名称	含量	食物名称	含量
牡蛎肉	100	小麦胚芽	23.5
生蚝	71.2	口蘑	9.04
海蛎肉	47.5	松子	9.02
蛏干	13.63	香菇	8.57
扇贝	11.69	炒南瓜子	7.12
泥蚶	11.59	炒西瓜子	6.76
干鱿鱼	11.24	生葵花子	6.03
螺蛳	10.29	黑芝麻	6.13
墨鱼干	10.02	干榛子	5.83
火腿肉	9.26	腰果	4.3
蚌肉	8.05	白芝麻	4.21
冻羊肉	7.67	花生	1.79
牛肉干	7.26	稻米	1.7
母麻鸭肝	6.91	小麦标准粉	1.64
猪肝	5.78	南瓜粉	1.4
蛤蜊	5.13	蚕豆	1.37
瘦牛肉	3.71	芥蓝	1.3
明虾	3.57	豌豆	1.29
瘦猪肉	2.99	芹菜叶	1.14
龙虾	2.79	蒜薹	1.04
鸡蛋	1.1	玉米	0.9
鸡肉	1.06	豌豆苗	0.77

数据来源：以上数据引自《中国食物成分表》2009版

　　年龄大一些的孩子可多吃瘦肉、猪肝、鱼类、蛋黄等食物，养成良好的饮食习惯，不偏食，不挑食。

　　锌的吸收较大程度上依赖铁、钙、磷、维生素 C 等营养素。植酸是抑制膳食锌吸收的主要因素。植酸以植酸钙镁钾盐的形式广泛存在于植物种子和蔬菜内，也存在于动物有核红细胞内，可促进氧合血红蛋白中氧的释放，改善血红细胞功能，延长血红细胞的生存期。植酸在人体内水解产物为肌醇和磷脂，前者具有抗衰老作用，后者是人体细胞的重要组成部分。**植酸是对人体有益的营养素，只有过量才会影响锌的吸收。**解决办法就是吃蔬菜的时候先焯水，植物种子类的食材烹制熟即可。正常饮食，不吃额外添加人工提取植酸的食品，一般不会发生植酸摄入超标的情况。

5 推荐食疗方

酸梅汤【8个月以上适用】

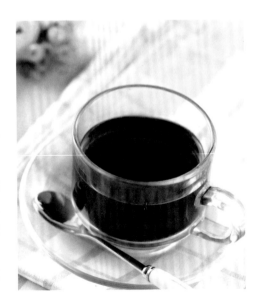

原料 乌梅 30 克，山楂 10 克，甘草 10 克，清水 1000 毫升，冰糖、蜂蜜或桂花酱少许。

做法

❶ 将乌梅、山楂、甘草、清水一同放入锅内，煮沸 30 分钟（用高压锅煮 10 分钟），不开盖焖 1 小时。

❷ 过滤，制成浓缩的乌梅汁。

❸ 1 岁以内的孩子用

冰糖调味，1 岁以上可以加蜂蜜，肺热的孩子适量用桂花酱。

用法　作为饮料给孩子适量饮用。

功效　冰镇酸梅汤能消暑祛烦、安心补中、治痢截疟、生津止渴、消痰益精。

■　药店卖的熏制乌梅和超市卖的蜜饯乌梅、九制话梅制作方法不同，食性和药性也不一样，不推荐用蜜饯乌梅和九制话梅制作酸梅汤。

■　生山楂和焦山楂都有健脾强胃的功效，但焦山楂的性味要比生山楂温和，服用后导致胃部产生过多胃酸的不良反应弱，所以胃酸分泌较多的孩子宜用焦山楂。

■　甘草有生甘草和炙甘草之分，生甘草偏凉，见长于清热、泻火、解毒，调和诸药；炙甘草偏补，补脾益气，缓急养心，需要根据孩子体征选择。

■　桂花性味温辛，对化痰、散寒、消瘀效果较好。长时间在空调房中的孩子，不妨在酸梅汤里加一点儿冰糖、桂花调味。

■　如果孩子经常积食，可以在酸梅汤里加入 1 元硬币大小的陈皮 2～3 块。陈皮性温辛苦，归脾、肺经，具有理气降逆、调中开胃、燥湿化痰之功，对脾胃气滞湿阻、胸膈满闷、脘腹胀痛、不思饮食、呕吐哕逆、二便不利、肺气阻滞、咳嗽痰多的情况非常有帮助。

R妈提示

夏天孩子不爱吃饭跟缺锌有关，酸梅汤中的锌含量非常丰富，可以适量饮用。另外乌梅、山楂中的 B 族维生素含量也很丰富，对日常生活中缺乏 B 族维生素的孩子非常有好处。

多彩肝泥【8个月以上适用】

原料 西蓝花、胡萝卜、猪肝或鸡肝适量，盐、姜片、橄榄油少许。

做法

❶ 将西蓝花、胡萝卜用水焯熟后切碎。

❷ 用盐水将肝与姜煮熟，将肝用勺子碾成泥。

❸ 将肝泥与西蓝花、胡萝卜、少量橄榄油、盐同拌即可（1岁以内不加盐）。

用法 作为正餐配菜食用。

很多营养素都需要维生素C促进吸收，铁和锌也不例外。西蓝花中维生素C的含量是西红柿的4倍，这样搭配锌的吸收率就大大提高了。食物的多样性很重要!

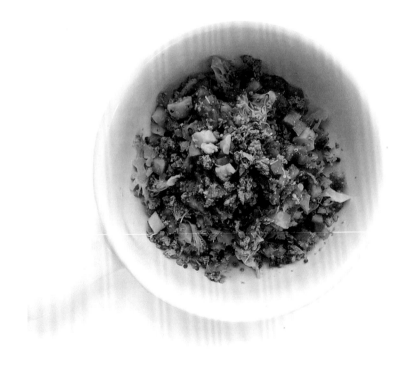

牛肉海带汤【8个月以上适用】

原料　海带、牛肉（最好是上后腰肉，其次为牛腩）适量，香油、盐少许。

做法

❶ 将海带泡开，上锅蒸 30 分钟后关火焖 1 小时，这样海带入口会更绵软，易咀嚼和吸收。

❷ 将蒸好的海带切丝，牛肉切成末。

❸ 在锅中放入油，油热后放入牛肉和海带同炒，然后加水煮 10 分钟（如果用骨头汤就可以不放牛肉）。

❹ 关火后加盐（1 岁以内不加盐，加 1 片姜）。

用法　用作正餐主菜或配汤。咀嚼能力差的孩子可以只喝汤、吃海带。肾病、过敏、湿疹、疮痈、肿毒患儿不宜食用牛肉。此汤可补中益气、滋养脾胃、强健筋骨。

具有同等功效的还有**海带拌白菜心、紫菜蛋卷、平菇海带汤、排骨（火腿）冬瓜海带汤、紫菜蛋汤**等。

体质虚弱的孩子可以吃**青椒炒牛肉**，畏寒的孩子推荐**清炖萝卜牛肉汤**，身体疲乏的适合吃**葱爆牛肉**，贫血的推荐**南瓜牛肉汤**。

缺铁性贫血、皮肤粗糙、免疫力低下、夜盲症、眼睛干涩、肢体无力的孩子，不妨选择牛肝进行调理。**牛肝粥**中放入少量枸杞和红枣，可以补血明目、养肝益气，预防贫血和夜盲症、促进肝细胞再生，对先天肝气亏虚的孩子非常有帮助。牛肉菠菜汤会降低人体对铜的吸收，牛肉炖土豆、牛肉炖栗子的搭配在肠胃内消化时间较长，易造成肠胃不适，不适合肠胃功能尚未发育成熟的婴儿食用。

R 妈提示

普通海带换水浸泡 2 小时以上即可去除三价砷（微毒）。质量好的海带炖煮后入口绵软，非常容易消化。

芝麻酱拌面【9个月以上适用】

原料 婴幼儿面条手指粗细一把,生叶菜及稀释后的芝麻酱适量(黑芝麻酱各方面的营养素含量都优于白芝麻酱,但是白芝麻酱味道更香)。

做法

❶ 将面条煮熟。

❷ 叶菜用开水焯熟后挤掉水分,切成细末。

❸ 将菜末和芝麻酱拌入面条中。

用法 可以作为一餐辅食食用,可补骨增髓、润肠通便、补充矿物质。

很多商家会在芝麻酱中添加花生以降低成本,但花生、腰果等是亚洲人种致敏率非常高的坚果,首次给孩子添加一定更要用纯芝麻酱。不仅芝麻酱,其他坚果在与植酸、草酸含量丰富的蔬菜搭配的时候,请尽量把蔬菜用开水焯一下,去掉大部分草酸后才可以一起食用,这样可以大幅度提高锌的吸收利用率。

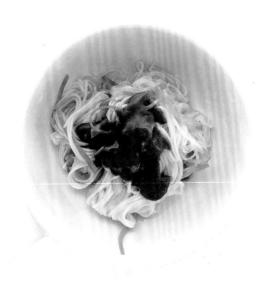

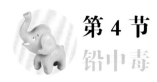

第 4 节
铅中毒

1 铅中毒的危害

铅中毒会对神经系统、血液系统、心血管系统、骨骼系统等造成终身性的伤害。

（1）铅对特定神经结构的毒害

■ 使铅中毒者的心理发生变化，例如成人铅中毒后会出现忧郁、烦躁、性格改变等症状，而儿童则表现为多动。

■ 铅中毒会导致智力下降，尤其是儿童会出现学习障碍。据报道，高铅儿童的 IQ 值平均比低铅儿童低 4 ~ 6 分。

■ 铅中毒会导致感觉功能障碍，例如很多铅中毒病人时会出现视觉功能障碍：视网膜水肿、球后视神经炎、盲点、眼外展肌麻痹、视神经萎缩、眼球运动障碍、瞳孔调节异常、弱视或视野改变，或嗅觉、味觉障碍等。

■ 铅对周围神经系统的主要影响是降低运动功能和神经传导速度，肌肉损害是严重铅中毒的典型症状之一。

（2）铅对血液系统的毒害

■ 抑制血红蛋白的合成。

■ 缩短红细胞的寿命。

这些影响最终导致贫血。

（3）铅对心血管系统的毒害

■ 心血管病死亡率与动脉中铅过量密切相关，心血管病患者血铅和 24 小时尿铅水平明显高于非心血管病患者。

■ 铅暴露能引起高血压。

■ 铅暴露能引起心脏病变和心脏功能变化。

（4）铅对骨骼系统的毒害

骨骼是铅毒性的重要靶器官系统，铅一方面通过损伤内分泌器官，间接影响骨功能和骨矿物代谢的调节能力；另一方面通过毒化细胞、干扰基本细胞过程和酶功能、改变成骨细胞－破骨细胞耦联关系，直接干扰骨细胞的功能。

由此可见，铅中毒的后果非常严重。因此，预防和检测工作就变得非常重要。可是铅中毒是长期积累的结果，初期并没可见症状，等发现孩子中毒已经影响发育了。目前最可靠的方法就是血检。

2 让孩子远离铅污染

有位两个孩子的妈妈，人比较细心，所有玩具、纸张等容易被铅污染的东西都特别注意，大儿子和小儿子也是一样的饮食、生活习惯和作息时间，但是1岁多的小儿子检查出铅超标，而大儿子就没有。这位妈妈很奇怪，不知道铅污染是哪里来的。

我详细询问了两个孩子的情况，发现她的小儿子铅超标可能与经常坐在手推车里外出有关。这是新手父母经常忽略的一个死角。成人如果在马路边蹲到与孩子一样高的位置，5分钟后即可有不适的感觉。因为有害铅尘一般在1米以下浮动，铅及其化合物可通过呼吸道和肠胃道被吸收，尤其是处于生长发育期的孩子，对铅的吸收率远远高于成人，而婴幼儿排出重金属的能力又远远不如成人。

不要埋怨孩子总是咽喉和肺部出问题，经常生活在这样的环境里，对孩子的呼吸系统真是高难度的挑战呢！

♥ R妈提示

车多人多的地方最好不用手推车，应该把孩子抱起来。另外，近些年，城市车辆迅速增加，而且某些城市冬季使用大量的融雪剂，绿化带和马路边已经不适合孩子玩耍了，不要带孩子在马路边久留。

3 推荐食疗方

山楂糕【8个月以上适用】

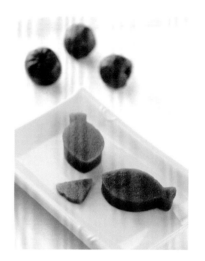

原料：新鲜山楂 200 克，冰糖 20 克，琼脂 10 克。

做法：

❶ 将山楂洗净，去果核、果柄；琼脂剪成小段用温水泡软。

❷ 将山楂、琼脂放入锅中，加冷水，大火煮至山楂熟烂、琼脂溶化。

❸ 将山楂捣成果泥，加入冰糖，小火慢煮半小时左右。

❹ 倒入模具或容器中放凉、凝固即可。

用法：大约妈妈小拇指粗细的山楂条（山楂糕风干），8～12 个月的婴儿，可以用开水冲泡成山楂糊或山楂水食用；1～3 岁每日 10～15 条，3 岁以上建议每日最多 30 条。

R妈提示

　　山楂富含维生素 C，每 100 克山楂可以满足 1～3 岁孩子一日全部维生素 C 的需求。维生素 C 与铅结合形成溶解度低的铅盐，可以减少铅的吸收。山楂和琼脂本身还可以作为强抗氧化营养剂保护解毒酶，促进铅的排出。此外，山楂和琼脂还含有较多的钙、铁、锌，可竞争性地抑制铅的吸收。山楂中的膳食纤维和果胶也有助于铅的排出。山楂糕不仅可以排铅，而且可以健脾开胃、促进蛋白分解酶的合成与分泌，对解决高蛋白摄入过量引起的积食也很有帮助。

排铅套餐【8个月以上适用】

胡萝卜奶昔 胡萝卜一块，煮熟后捣烂，调入适量配方奶。

金针菇虾肉饺子 干金针菇食指粗细一把，泡发后煮熟，去汤挤干备用；无盐虾皮50克，用温水略洗；瘦肉200克。将上述食材一起剁成泥，加调味品制成馅，包成饺子（或馄饨）煮食，分数次食用。

蒜泥海带粥 大米正常煮粥量；水发海带适量，切成碎末或细丝；大蒜两瓣，捣成泥；大米、海带加水，大火煮开后转小火，待成粥后再加入蒜泥，稍煮片刻即成。

金梅饮 广金钱草10克，乌梅10克，生甘草10克，加水煎汤300毫升，去渣，分3次饮服。

广金钱草

甘草绿豆汤 生甘草10克，绿豆50克，一起煮汤，使绿豆酥烂。不加糖，喝汤、吃绿豆。

金土鸡块汤 广金钱草10克，土茯苓6克，用水煎汁至300毫升；去渣，加入鸡块（头，爪勿用）煮汤。加入调味品，喝汤、吃鸡块。

上述食谱可交替服用，一般吃1～2个月或更长时间有效，对有铅中毒症状的孩子很有裨益。

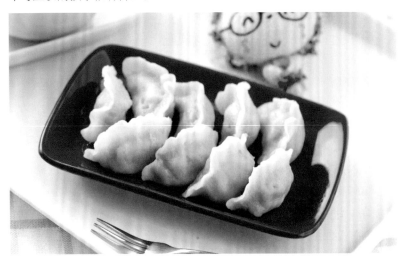

木耳（银耳）羹【8个月以上适用】

[原料] 黑木耳（或银耳）2大朵，红枣2～4个，莲子2～4个，冰糖或红糖少许。

[做法]

❶ 将黑木耳（或银耳）用清水浸泡一天，然后切碎。

❷ 红枣去皮、去核，莲子去心、切碎。

❸ 黑木耳、红枣、莲子同入炖锅，炖1小时至软烂。

❹ 内热体质调入冰糖、寒性体质调入红糖即可。

[用法] 每日适量食用。

黑木耳（或银耳）补气血、润肺、止血，其中的胶质可把残留在人体消化系统内的灰尘、杂质吸附集中起来排出体外，从而起到清胃涤肠的作用。同时，它还有帮助消化纤维类物质的功能，对无意中吃下去的难以消化的头发、谷壳、沙子、金属屑等异物有溶解作用。因此，它是城市污染环境下儿童不可缺少的保健食品。

蛋蓉紫菜汤【1岁以上适用】

[原料] 鸡蛋1个，紫菜5厘米见方1片。

[做法]

❶ 鸡蛋打入碗中，用筷子打匀备用。

❷ 水煮开后关火，沿锅边下鸡蛋液，边下边搅拌即成鸡蛋蓉。

❸ 趁余热未消，将紫菜片剪成细丝，下入鸡蛋汤中，搅拌均匀即可。

[用法] 保健1周吃2～3次即可，排铅期间可以每天少量食用。

紫菜与海带、琼脂、石花菜、裙带菜等都属海洋植物——海藻类，与陆地菌类食物统称为菌藻类。它们是低脂肪、低能量的食物，蛋白质含量相对高且容易被人体吸收，B族维生素、维生素E、铁、锌、硒含量较高。海藻类含有丰富的海藻胶质、多糖类和膳食纤维，在人体内能帮助消化及促进废物排泄，避免体内有害细菌的生长，具整肠作用。

第 5 节
胃　火

1 症状表现

　　有胃火的孩子非常容易积食，也就是中医说的疳积（疳症和积滞的总称）。"疳"是指由于喂养不当脾胃受伤、影响生长发育的病症，相当于营养障碍型慢性疾病；"积"是由于乳食内积、脾胃受损而引起的肠胃疾病，以腹泻或便秘、呕吐、腹胀为主要症状，其他症状还有舌苔白厚或舌苔发黄、口臭、不爱吃饭、脘腹胀痛、打嗝、手脚心热、大便干燥不调等。

2 引发原因

　　婴幼儿脾胃功能娇嫩，而爸爸妈妈总是担心孩子吃不饱，下意识地给孩子吃过多的食物，加重了婴幼儿的胃肠负担，导致积食。另外，没有节制地吃零食，或者经常吃过凉的食物也会导致孩子有胃火。

3 饮食调理原则

　　降胃火的基本原则是饮食清淡，少吃甜食，少吃冰凉的食物，不要让孩子吃得太饱，尤其是晚上，不要让孩子吃得太多。因为婴幼儿的胃只有他的拳头那么大，过多的食物只能加重胃肠负担。另外，较大的孩子还要注重饮食的多样性，五谷杂粮皆能养胃。胃火容易导致脾胃不和，所以在降胃火的同时还要调理脾胃。

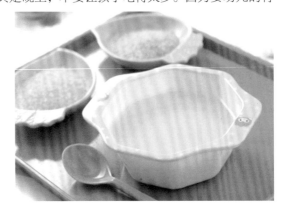

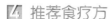

④ 推荐食疗方

常见的去胃火食材有山楂、萝卜、薏米、山药等。

双芽水【1 个月以上适用】

生谷芽

【原料】生谷芽男 9 克、女 8 克 ，生麦芽（也可以生稻芽）男 9 克、女 8 克。

【做法】

❶ 将生谷芽和生麦芽放入水中同煮（要用砂锅，忌铁器，可以用不锈钢锅）。

生稻芽

❷ 水开后转小火，煲 5 ~ 10 分钟即可。

【用法】当水饮，不分次数。连续服用两周后改为每周 2 ~ 3 次。脾胃升降之气混乱的，可以每日代水服用（冲奶、煮粥、下面条等均可），建议连续食用 1 个月为 1 个基础周期。脾胃湿热、咳嗽的孩子可加枇杷叶 6 ~ 7 克同煎，以预防舌苔发黄。

生麦芽

一说起脾胃不好，人们首先想到的是吃点什么补补。而双芽水的重点却不是在补，而在清。如果体内垃圾很多，好东西如何能进到体内呢？现代人对营养物质的摄取是前无古人的，但很多人吃了好东西，身体不仅没有得到滋养，反而得了"三高"；小儿则经常生病，令家长苦恼不堪。双芽水的高明之处在于消食和中、健脾开胃，对于食积不消、腹胀口臭、脾胃虚弱、不饥食少等都有疗效，而且性味平和，适合长期服用。脾胃不好的成年人也可以服用双芽水，不煎都没关系，平时开水冲泡当茶饮即可。吃肉后还可加上几片干山楂消食。如果是老人喝，一定要兑白萝卜汁喝 。

胃口太好、胃强脾弱的孩子可常服此方，并可在孩子的枕头下面塞一包约 50 克的苍术，以抑制食欲 。

山药草莓泥【6个月以上适用】

原料 山药一小段，草莓 2 ~ 3 个。

做法

❶ 将山药去皮、切片，加水煮烂。

❷ 将煮烂的山药碾碎、搅匀，盛在小碗中。

❸ 将草莓切成 3 ~ 4 块，点缀在山药上即可。

用法 可以作加餐食用。

薏米水果粥【10个月以上适用】

原料 薏米正常煮粥量，水果粒、水适量。

做法

❶ 提前一天将薏米用温水泡软。

❷ 将薏米放在水中，煮到开花。

❸ 在煮好的薏米粥中加入切碎的水果粒（例如草莓）。

用法 可作为主食给孩子吃，但不适合多吃，每天以 100 ~ 200 毫升为宜。1 岁以下的孩子不宜吃薏米，因薏米食性较为阴硬，1 岁以上的也不宜大量吃薏米。

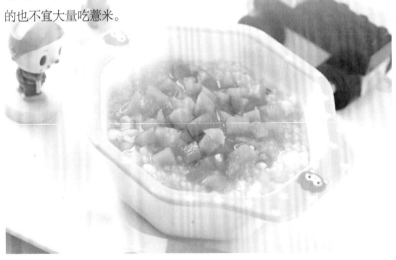

第6节
胃　寒

1 症状表现

胃寒的孩子身体和手脚容易冰凉，面色苍白，不爱活动，不主动吃饭，饭吃得不香，吃生冷油腻容易腹泻，大便较正常孩子稀软溏泄，小便量多、色淡。这类孩子身体机能、代谢活动比较慢，多见贫血、怕冷、精神萎靡、行动无力，而且经常性腹泻下痢。因为吸收不好，抵抗力比健康孩子要低，喜欢吃温热的食物。

> ♡ 妈提示
>
> 家长要注意的是，热量不仅仅来自食物，同时也可以通过锻炼产生，加大活动量未尝不是个治本的好办法。

2 饮食调理原则

一般应以温补、防泻为重点，补足气血并防止外泻。适合多吃辛甘温热、益气养血的食物，如羊肉、鸽肉、牛肉、鸡肉、龙眼、生姜、蒜等；忌食寒凉的食物，如西瓜、冬瓜、白菜，特别是冰激凌、冰镇饮料等不要吃。

■ 脾胃虚寒、容易腹泻的孩子首先要杜绝寒凉食物的摄入，摄取方面多采用羊肉山药枸杞汤、桂圆栗子粥、嫩莲子枸杞红枣羹、红豆红枣粥等温养脾胃的食物；护理上可以每天用海盐包热敷腹部 10～15 分钟，或爸爸（成年健康男性也可）搓热双手，用掌心劳宫穴热敷孩子的神阙穴（肚脐），顺时针按摩 10～15 分钟。按摩或热敷前后要让孩子多喝一些热水。

■ 容易手脚冰凉是因为气血循环不到神经
末梢，在加大活动量的同时给予补充热
量的食物，对提高孩子的身体素质很有
帮助。

■ 面色苍白的应给予红枣、山药、龙眼、
荔枝等食物。

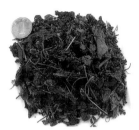

干紫苏叶

■ 发冷、打喷嚏、流清鼻涕的，可以用干
紫苏叶一把（到药店购买），沸水冲泡 5 ~ 6 分钟后饮用，
对内热外寒的孩子效果很好。

3 推荐食疗方

桂圆栗子粥【8个月以上适用】

原料 大米正常煮粥量，桂圆 5 ~ 8 个，栗子 10 个。

做法

❶ 栗子去壳，切碎；桂圆去壳取肉，切碎。

❷ 与大米一起慢火同煮成粥即可。

用法 用作主食给孩子吃，可补气健脾、强壮筋骨。

红豆（红枣）糯米粥【8个月以上适用】

原料 大米正常煮粥量，糯米一把，大红豆一小把，红枣 4 ~ 6 个。

做法 红豆浸泡24小时，红枣去皮、去核，将上述两种食材与糯米、
大米同煮成粥。

用法 用作主食给孩子吃，可开胃补脾、生血养元。

第 7 节
脾胃不和

1 吃得好还要吸收好

吃得好还要吸收好，只有吸收好营养才会好。然而，现在许多父母只知道让孩子多吃，而不关注孩子是否能吸收。

中医认为，脾胃决定吸收。健脾养胃的基本原则就是要长期坚持正确的食疗方向和食疗顺序。

孩子出生 4 ~ 6 个月以后，随着消化系统的发育成熟和淀粉酶的分泌才能逐步添加五谷杂粮。给 4 ~ 6 个月的孩子添加辅食应该首选大米和小米（粟），因为与麦制品相比，谷物较少引起过敏反应。烹饪方式应以煮为主，将大米和小米煮成粥，利于孩子吞咽和消化。为了使营养全面均衡，可在粥中加入肉泥、菜泥、水果泥等，米、面与豆类、肉蛋类和菜类的比例在（3 ~ 4）∶ 2 ∶ 1 比较合适。在制作时可少量放些植物油，但不要添加盐、糖、味精等其他调味料和香辛料，以免损害孩子的味觉。肠胃功能紊乱的孩子可以加点小米粥（不吃米只喝粥油），养胃、补血、健脾效果比较好。

1 岁左右的孩子应过渡到以谷类为主食的近似成年人的膳食模式。随着孩子胃肠道和吞咽功能的发育成熟，可将五谷杂粮与肉、菜搭配做成软饭、面条、馄饨、饺子、包子等给孩子吃。

3 岁前最好不要给孩子吃过于生冷油腻的食物，比如冰激凌、巧克力、饮料、冰镇食物、含有防腐剂的小食品等。

R 妈提示

水果、蔬菜入粥也有颇多讲究，除了根据孩子的口感喜好之外，还要根据果蔬的食性进行选择。

② 果蔬素粥是养胃佳品

6 个月至 3 岁的孩子首选粥品为果蔬素粥。

蔬菜粥清香扑鼻、色泽鲜艳、营养丰富，是 6 个月以上婴儿的首选。中医讲甘淡味是养胃的，蔬菜，尤其是有色蔬菜，含有丰富的维生素，是人体所需维生素的主要来源之一，还可以提供丰富的矿物质、纤维素等人体必需的营养素，具有安全、良好的药用价值，如常见的白菜、萝卜、土豆、芹菜等，都有独到的疗效。妈妈们可以根据孩子的体质、健康状态对症选择食材，有助于孩子的健康。

水果粥果香味浓、清而不腻、香甜可口，也有很高的药用价值。果品有鲜果和干果之分，鲜果有鲜艳的色泽、浓郁的果香、甜美的味道，干果即常说的硬果和坚果类。水果的营养成分和蔬菜相似，是人体维生素和矿物质的主要来源之一。水果普遍含有较多的糖类和维生素，而且还含有多种具有生物活性的特殊物质，具有较高的营养价值和保健功能。

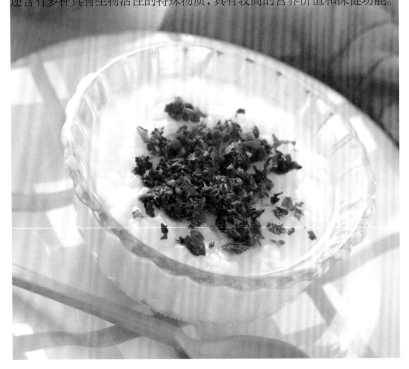

3 推荐食疗方

八珍粉【8个月以上适用】

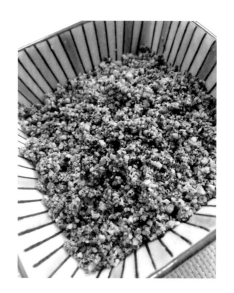

原料 白术、扁豆、薏米、莲子、山药、茯苓、芡实、糙米、糯米、山楂各100克。

做法 将上述原料放入烤箱，80℃~120℃低温烘干，用料理机打磨成粉(已熟)即可。

用法 8~12个月每日5克，1~3岁每日10克，3岁以上每日10~20克，可以调和在粥里，冲奶或做成饼干等食用。

山药、莲子、薏米、茯苓、白扁豆、芡实都是补脾的药物，也是药食同源之品，这些看似平和的食物，对于补足脾胃之气作用很大。此方不仅适用于脾胃功能失调型的地图舌，也可以用于体质孱弱、脾胃功能不足的情况。

嫩莲子粥【8个月以上适用】

原料 大米正常煮粥量，嫩莲子20个（建议去掉莲子心，莲子心发苦，药性较强）。

做法 将莲子用食物料理机粉碎，然后与大米慢火同煮成粥即可。

用法 用作主食给孩子吃，可补脾涩肠、宁心安神。非常适合腹泻的孩子食用。

茴香菜粥【8个月以上适用】

原料 大米正常煮粥量，茴香1～2棵。

做法

❶ 茴香洗净，切成末备用；

❷ 米粥煮熟后关火，加入茴香末，焖5分钟后即可食用。

用法 用作主食给孩子吃，可顺气、止痛、健胃，对消化不良、食欲不好的孩子有效果。

山药萝卜粥【8个月以上适用】

原料 大米正常煮粥量，山药、白萝卜各1块。

做法

❶ 将山药、白萝卜去皮，切成小片；

❷ 与大米一起慢火同煮成粥即可。

用法 用作主食给孩子吃，可理气顺脾、促进肠蠕动。孩子呕吐后食用效果好。

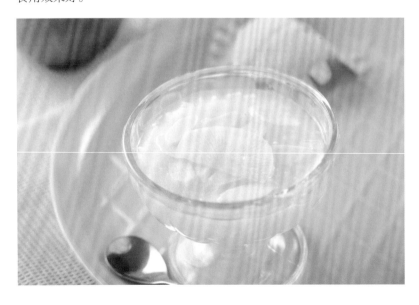

饭豇豆（芸豆）粥【8个月以上适用】

原料 大米正常煮粥量，饭豇豆 5 ~ 7 个。

做法 饭豇豆浸泡 24 小时或冻在冰箱里 12 小时以上（冻一下内部组织会变得疏松，容易煮，B 族维生素流失得少），与大米同煮成粥即可。

用法 用作主食给孩子吃，可健脾胃、清内热。

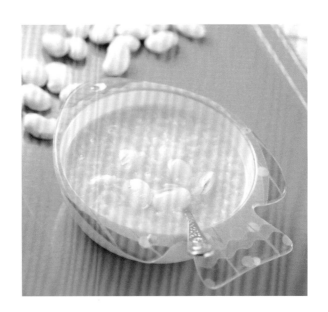

白菜粥【8个月以上适用】

原料 大米正常煮粥量，白菜心适量。

做法

❶ 米粥煮至黏稠。

❷ 白菜心切丝，与米粥同煮 5 分钟关火即可。

用法 用作主食给孩子吃，可清热养胃、通利二便，内热体质的孩子应经常吃。茭白也有此功效。

石榴西米露【8个月以上适用】

原料 石榴1个,西米适量,水1000毫升。

做法

❶ 西米浸泡2小时,加水煮成西米露。

❷ 关火,加入剥好的石榴籽,放凉即可食用(可以放入冰箱冰镇,吃前室温放置半小时)。

用法 夏天作为加餐给孩子吃,可生津止渴、健脾开胃。加椰汁味道更好。

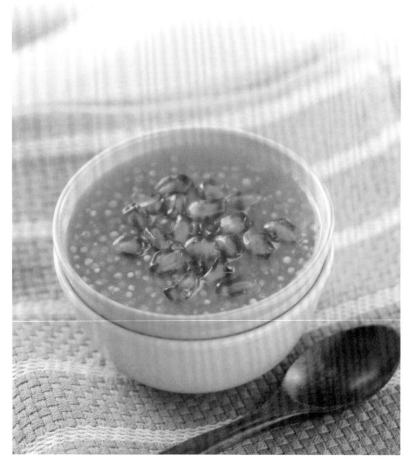

砂仁粥【8个月以上适用】

(原料) 大米正常煮粥量，砂仁 1 ~ 3 克（可到中药店购买）。

(做法) 将大米和砂仁同煮成粥。

(用法) 用作主食给孩子吃，对消化不良、小腹胀气、食欲不振、气逆呕吐有疗效。

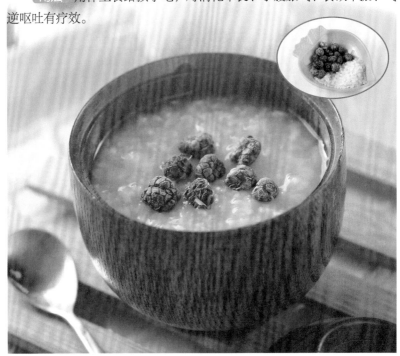

淮山薏米粥【1岁以上适用】

(原料) 大米正常煮粥量，薏米一把，淮山（铁棍山药）5厘米长1块。

(做法)

❶ 淮山去皮、切块，与薏米一起用食物料理机粉碎。

❷ 将粉碎后的淮山和薏米放入锅中，与大米同煮至黏稠。

(用法) 脾胃虚弱的孩子作为主食连续吃1个月，可健脾养胃、驱风除湿、去水肿、提高免疫力。

奶香麦片粥【1岁以上适用】

原料 配方奶、麦片各适量。

做法 将配方奶和麦片同煮成粥即可。

用法 用作主食,可健脾养胃、滋阴润肺、补充 B 族维生素、促进肠蠕动。

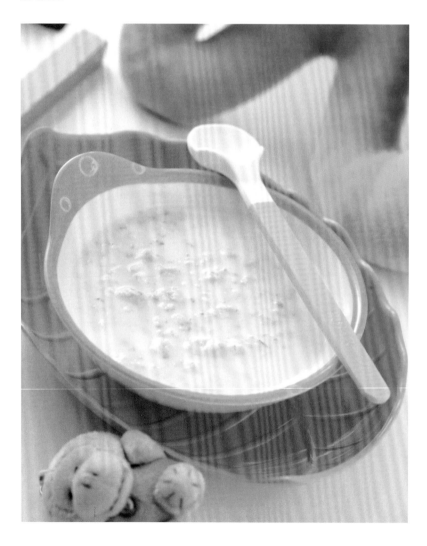

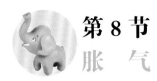

第 8 节
胀　气

1 胀气的症状表现

腹痛，用手压能感觉到有气体在气道内来回窜，容易打嗝和放屁。还有的孩子会有情绪不安、脸涨红、腿弯曲和腹壁僵硬的现象。

2 胀气食物清单

婴儿消化系统全而未熟：胃酸、胃酶分泌量少，益生菌种类和数量有限，肠胃肌肉和黏膜蠕动空间小、力度弱，如果所添加的辅食数量和种类过多，孩子消化分解不了，就会造成消化系统负担过重，引起胀气。

家长可以参考下列与胀气有关的因素梳理一下自己（母乳妈妈）和孩子的饮食：

【关键词】碳水化合物

添加辅食的时候胀气，首先应考虑是消化系统无法分解吸收某类碳水化合物。亚洲人种的婴儿对碳水化合物的分解消化能力是从 4 个月（脾胃功能发育不成熟的可能会延迟，建议 6 个月后添加）后逐渐增强的。

【关键词】豆类和十字花科蔬菜

如**西蓝花、花椰菜、紫甘蓝**和**卷心菜**中含有一种复合糖叫蜜三糖，这种糖比其他种类的糖更难被人体吸收，而且在被吸收的同时会产生副产品——气体。但是，不要因为这些食物易产气就放弃食用，家长可以尝试让孩子同时食用高纤维食物来改善胀气的状况。

【关键词】乳糖

乳糖不耐受易胀气。如果喝牛奶 1 小时内，孩子感到胀气或腹泻，甚至有更严重的问题，就是典型的乳糖不耐受。如果出现这种情况，最好的选择不是放弃饮用牛奶，而是饮用那些不含乳糖的牛奶，或者服用一些帮助分解乳糖的消化酶和益生菌。乳糖不耐受（80% 的亚洲人种有这一问题，只不过有轻有重）或有肠躁症的孩子吃乳制品都容易胀气。

【关键词】糖醇

糖醇是一种甜味剂，多存在于口香糖和其他无糖食品中。糖醇能够部分被消化，消化的同时也会产生气体。想避免胀气，在购买食品的时候，仔细检查一下其中是否含有糖醇一类的成分：山梨糖醇、麦芽糖醇和木糖醇等。低聚糖（果糖）也会引起腹胀气。给孩子热敷腹部 10 ~ 15 分钟可缓解胀气。

【关键词】高纤维食物

富含纤维的食物可以帮助消除胀气，但如果以前吃的纤维素少，突然加大摄入量，同样会让孩子感到腹胀难受。如果想在辅食中增加含有膳食纤维的食物，应从少量开始，使孩子的肠胃逐渐适应，这样可以减少胀气。

R 妈提示

麦麸、苹果、桃、洋葱、谷类以及土豆、红薯等薯类食物，都属于易产气食物。

【关键词】过咸

一次性吃盐过量会让身体存水，从而引起胀气。因此要尽量避免高盐食品，如包装食品、油炸食品，尤其是罐装浓汤和方便面，每一份含有的盐分就接近人体一天的需求量。应多食用新鲜蔬菜，适量食用全麦食品。

3 缓解胀气的方法

（1）打嗝、排气

顺时针按摩孩子胃的周围，用海盐包热敷腹部，或者让孩子多走动（但不能蹦跳和剧烈活动），打出嗝或放出屁即可缓解。一定不要催吐，催吐会导致胃食道反流。

R妈提示

生活习惯和喂养不当也会导致胀气

● 边吃边玩或奶瓶没有放气功能，空气进入体内，引起胀气。

● 咀嚼时间过长。有的孩子不爱吃饭，食物在嘴里就是不咽，以致胃酸分泌过多，胀气随之而来。

● 药物作用。一些抗生素会产生较轻的胀气症状。

● 吃的食物过多、过杂，排气不畅（包括打嗝和放屁）。

● 饭后立即睡觉或直接让孩子平躺，胃中的食物还没完全消化，容易引起胀气。

（2）食物消除胀气

■ 薄荷、柑橘类食物，山楂、蜜炙甘草、白萝卜、生姜、小茴香、欧芹、含有适量活性益生菌的酸奶等食物均有助于消化，可消除胀气。

■ 消化不良型胀气可用嗜酸菌改善，因为缺乏这些良性益生菌是最常见的消化不良的原因（具体请咨询专业人士）。嗜酸菌也是很安全的灌肠剂，开始孩子可能感到轻微不适（腹部会咕噜咕噜地响个不停），家长不用过分焦虑，大约 1 小时后即可消失。

■ 对乳类过敏者，可改用不含牛乳的制剂。

■ 多喝米汤，尤其是粗粮米汤（糙米、小米等）。米汤及大麦粥对胀气、排气及胃灼热等问题有效。用 5 ~ 8 份水加 1 份米（小米或大米），煮沸 10 分钟，盖上锅盖再慢熬 50 分钟。捞出米粒，只喝米汤，一天喝数次。

（3）保持科学的生活规律

辅食添加定时定量才更容易消化，进食细嚼慢咽，不过饱，严禁给胀气的孩子吃生冷及刺激性食物。另外，保持良好的情绪，适量运动，对改善功能性消化不良引起的胀气很重要。

第 9 节
吃冷饮后的护理

1 少吃或不吃冷饮

夏季出汗较多，胃肠消化液分泌减少。大量进食冷饮，会降低胃肠道的温度，使流经胃肠的血液减少，影响胃肠对营养物的消化吸收。另外，夏季过食冷饮，使五脏六腑温度降低。寒则滞，新陈代谢将会减缓，内脏和免疫功能大幅度降低。婴幼儿胃肠道发育尚未完善，容易发生消化不良、恶心、呕吐、腹痛和腹泻等，严重的还会引发急性胃肠炎、咽喉炎症。因此，需要提醒各位家长，**3 岁以下的孩子最好不吃冷饮，3 岁以上的孩子吃冷饮也要格外注意少量、适时、慢速的原则。**

- 量要小，特别是对于较胖的孩子，应该限制其吃冷饮的次数，每天最多只能吃 1 次，且不能距离正餐时间太近。

- 饭前或饭后半小时不要吃冷饮。摄入冷饮后，身体把温度过于寒凉的食物调整到与体温相同，这一过程需要大量动用阳气和正气，消耗过量人体就会发空、发虚。

- 如果天气太热，可以通过其他饮食消暑，如果汁、绿豆汤、酸奶都是很好的选择。果汁应选刺激性较小的苹果汁、梨汁、西瓜汁等，不宜喝橙汁、西柚汁等柑橘类果汁。

- 刚从冰箱里拿出来的冷饮应该放一会儿再给孩子吃，而且要慢慢吃，一次、大量、迅速地摄入冷饮最易刺激胃肠道。

R 妈提示

冰激凌属于逆天的反季节食物，对稚阴稚阳的婴幼儿比较伤正气。而且，市售冰激凌很多都含有反式脂肪酸、香精、色素。即使自己做，也不免要添加淡奶油与白砂糖，对孩子健康不利。

② 吃冷饮引发的胃肠不适

吃冷饮后出现一些症状时，可采取以下方法解决，问题严重时应及时就诊。

【 症状 1：吃冷饮后打冷颤、腹泻 】

"我家宝宝下午吃完冷饮后开始发热并咳嗽，全身打冷颤，采取退热措施后体温略有下降，不发热了，但晚上睡觉也会打冷颤，第二天早上起来吐了，午饭后又吐了。"

症状解读 食用温度过低的食物后，食物首先进入胃部，寒气就会在胃上积聚。冷饮在进入身体、脾胃消化受纳的过程中，身体通过打冷颤的方式产生热量，以对食物加热并适应身体需要。打冷颤从本能的角度来说是利不是弊。已经打冷颤的孩子，说明寒气正在入侵，需要家长额外关注并采取驱寒措施。

家庭解决方案 姜汁驱寒法

姜汁具有散寒止呕的功效，不仅可缓解进食寒冷食物后的不适，对腹部、足部受凉引起的腹泻、呕吐、咳嗽同样非常有裨益。

操作方法：新鲜生姜去皮切片，取 2 片加 100 毫升温水入料理机打碎，过滤取汁，给孩子服用。

注意事项：因孩子呕吐过后肠胃清空，直接服用姜汁会穿胃而过直入肠道，所发挥的辛热驱寒效果不过一二成，而且会引起肠道燥热。建议家长先给孩子吃点东西（呕吐得厉害的孩子可以先喝大麦茶舒缓镇静并暖胃健脾）后再服用姜汁。饭后服用姜汁就会停留在胃中，充分发挥暖胃驱寒的功效，孩子恢复得也会快一些。另外，葱白、大蒜、香菜等食性辛散的同理食材均可使用。

也可用海盐包热敷，方法本书正文第 3 页有详细介绍。

【 症状 2：吃冷饮后咳嗽、呕吐 】

4 岁的赫赫每次吃完冷饮或其他寒凉食物后都会咳嗽、呕吐。

症状解读 从小吃冷食或嗜好冷饮最容易伤害肺胃功能，寒咳多与体虚有关。寒则气逆，气逆而咳，气逆也会呕吐。碰到这种情况，建议给孩子用一些温胃散寒、理气止呕的食疗方，例如**小米红枣粥**、**红糖生姜水**、**淡豆豉水**、**热三根汤**（白菜根、香菜根、葱根）等均是具有辛散功能的热性食材。

家庭解决方案 A 热饮止咳法

多喝温热的饮品可使孩子的黏痰变得稀薄，缓解呼吸道黏膜的紧张状态，促使痰液咳出。最好让孩子喝温开水或温的牛奶、米汤等。可以服用一些**大麦茶**，有舒缓镇静、暖胃健脾功效。1 岁以下建议用婴幼儿专用款，工艺和烘烤焦度与成人款有区别。湿热体质的孩子可适量服用**桂花酸梅汤**。桂花有温中散寒、暖胃止痛、化痰散瘀的作用，配合乌梅、山楂、甘草、陈皮收敛止吐，补铁、补锌、补充 B 族维生素的功效相得益彰。

如果想驱走在身体里积累的虚，**胡椒炖猪肚**是最适合的药膳汤水。胡椒性温热，温中散寒；猪肚健胃养胃，散寒止呃。

原料：白胡椒数十粒，猪肚 1 个，食盐、料酒少许。

做法：

（1）将猪肚洗净，胡椒碾碎；

（2）将胡椒塞进猪肚内，加水煲 2 小时左右；

（3）汤稠肚熟时，将猪肚捞起切成细丝，再放进汤内稍炖，加入食盐、料酒即可。

R 妈提示

　　与黑胡椒相比，白胡椒的药用价值稍高一些，味道也更为辛辣，因此散寒、健胃功能更强。这道汤煲成以后呈现牛奶般的乳白色，不仅浓厚暖心具有不一般的饮食药疗效果，而且还非常美味，可以作为冬天的一道家常菜。

家庭解决方案 B 水蒸气止咳法

咳嗽不止的孩子在室温为 20℃左右、湿度为 60% ~ 65% 的环境下症状会有所缓解。如果咳嗽严重，可让孩子吸入蒸气；或让孩子在充满蒸气的浴室里坐 5 分钟，潮湿的空气有助于清除肺部的黏液、平息咳嗽。

家庭解决方案 C 夜间抬高头部

如果孩子入睡时咳个不停，可将其头部抬高，咳嗽症状会有所缓解。头部抬高对大部分由感染而引起的咳嗽都是有帮助的，因为平躺时鼻腔内的分泌物很容易流到喉咙里，引起喉咙瘙痒，致使咳嗽在夜间加剧，而抬高头部可减少鼻分泌物流向喉部。还要经常调换孩子睡的位置，最好是左侧、右侧轮换着睡，有利于呼吸道分泌物的排出。

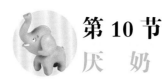

第 10 节
厌　奶

■ 孩子为什么会厌奶

很多孩子都经历过类似的情况，突然间不爱吃奶了，持续的时间有长有短，一般在半个月到 1 个月之间，也有持续 2 个月的，这就是我们所说的"厌奶"。

厌奶的原因多种多样，生病、使用抗生素、内热体质或者是气候变化（夏季湿热、秋冬干燥等）都会导致厌奶，家长要辨证对待，不能一概而论。

疾病导致的厌奶称之为**"病理性厌奶"**，要及时治疗疾病，病好了孩子的饮食也就恢复正常了。除了疾病之外，导致厌奶的另一个重要原因是孩子的肠胃在适应新的营养需求，处于吸收转型期，这种情况称之为**"生理性厌奶"**，无须治疗。孩子 3 个月前主要以消化吸收奶里的脂肪为主，身高、体重增长很快，这一时期的体形被称为"婴儿肥"；3个月以后，孩子的身体自动调整，增加吸收奶里的蛋白质和矿物质的比例，这个时候就可以添加铁、锌和维生素丰富的食物了。这样的转型时间段分别是 3 个月、6 个月、12 个月，随着时间和吸收营养素比例的逐渐改变，婴儿会脱去"婴儿肥"，进入幼儿体形阶段，这个时候就会显得比婴儿阶段瘦一些，这属于自然规律，很正常，父母们不必过分担心。吸收转型期对孩子的胃肠肝肾都是一种挑战，最好让孩子自己适应，这样激发出来的免疫力非常强。妈妈可以适当给孩子按摩腹部和捏积，帮助孩子快速恢复。

（1）腹部按摩方法

■ 顺时针揉适用于便秘、嗝逆、呕吐，可理气和胃、帮助消化、肃顺胃气。

■ 逆时针揉适用于腹泻。孩子腹泻时，尽量要让阳气充沛的男性给孩子揉肚子，或用海盐包热敷腹部，热水袋、热吹风机吹次之。

（2）捏积疗法

让孩子俯卧，妈妈用拇指指腹与食指、中指、无名指指腹相对用力轻轻捏起孩子背部脊柱两侧的皮肤。从龟尾穴（尾巴骨）开始，随捏随提，沿脊柱向上推移，至大椎穴止（在第7颈椎棘突下。颈椎一共7节，当低下头左右转动脖颈时，上面6节颈椎都跟着转动，只有第7节颈椎是不动的，这个不动的颈椎棘突下就是大椎穴）。

也可以采用手握空拳状，食指屈曲，以拇指指腹与食指中节桡侧面相对用力，将皮肤轻轻捏起。双手交替捻动，从龟尾穴开始沿脊柱向上至大椎穴止。

捏积最好在上午做，因为上午阳气生发，效果更好。每天2～3次，每次捏拿10遍，连续6天是1个疗程。一般情况下，做到三四天时，厌食的孩子就会有饥饿感了。

捏积法对治疗小儿消化不良、腹泻、脾胃不和、生长发育缓慢都有很好的疗效，还能作用于神经系统，治疗小儿夜啼症。

❤ R 妈提示

一开始没习惯捏积的孩子可能会不接受，妈妈不要着急。孩子睡觉前先搓热双手，上下抚摩孩子背部，等孩子不排斥的时候一点一点地捏。不要把孩子捏疼了，孩子的自我保护意识很强，捏疼一次，下次排斥的可能性就很大。

2 孩子厌奶别着急

很多妈妈对孩子厌奶很着急，千方百计让孩子吃，可是越急孩子越不吃，针管、喂药器、勺子等"十八般武器"一一上阵，最后弄得孩子一见奶就哭（恭喜妈妈，孩子学会表达自己的感情了），妈妈产后身体虚弱还没补过来，一着急奶水里就有很大的火气奶水甚至会因为着急上火消退了，孩子吃了就会出现肠胃不适（里面就像有团火似的，难受极了）。这样更延长了孩子的厌奶时间，得不偿失。

其实，如果了解孩子的生理发育特点，这个问题就很容易解决，家长也不会这样焦躁不安。**孩子出现生理性厌奶说明他的身体开始自我调整了**，是为 6 个月后母体带来的免疫力消失、启动自己的免疫力进行预演呢。所以，深呼吸，调整好心情，妈妈的温柔和耐心是对孩子最大的鼓励和支持。

3 应对厌奶小妙招

- 吃配方奶粉的孩子出现厌奶可以尝试换奶粉。羊奶脂肪颗粒是牛奶的 1/3，可以给孩子吃，而且不容易上火。
- 将配方奶粉调浓一点点或调稀一点点。
- 把奶放凉一点儿，温度在 35℃左右。这点很重要，很多有上呼吸道问题的孩子，就是因为小时候吃的奶太热，咽喉和口腔的黏膜长期受到过度刺激充血造成的。
- 换奶嘴。孩子的嘴特别敏感，奶嘴软硬度是否合适一试就知道了。

如果还不行，就看看孩子的生长曲线，是不是有一段时间孩子长得特别快。如果是这样，就是在那段时间过量吃奶了，孩子的肠胃非常累，厌奶是在告诉妈妈"奶太多了"。建议多给孩子喂点儿果汁或水。千万不能急，孩子的生长曲线只要在正常范围内就应该没有大问题。除非是有大问题了，一般不建议经常去医院，医院的环境过于复杂，病毒相对较多。孩子本来没有病，因为去医院被传染患病就不好了。

第 11 节
厌 食

1 食欲不好 ≠ 厌食

经常有父母说自己的孩子食欲不好、厌食，其实食欲不好并不等于厌食。孩子食欲不好必须先排除是否患有感冒或慢性疾病（如长期泄泻、慢性肝炎、肺结核等），如果是因为上述原因，此时的厌食是疾病导致的，疾病痊愈后厌食自然会改善。食欲不好，甚至拒吃，这种情形持续 2 个月以上才是厌食。

2 孩子为什么厌食

（1）疾病所致

吃是人的一种天性，如果 1 岁以下的孩子，特别是新生儿，有明显食欲不好的现象，多是疾病所致，例如败血病、结核病、佝偻症和各种营养素的缺乏（例如锌）。急慢性疾病可导致胃肠动力不足（功能性消化不良），引起厌食。可以肯定的是：几乎所有抗生素长期应用都会引起肠道菌群紊乱、微生态失衡，造成腹胀、恶心与厌食。

（2）各种不良生活习惯的影响

不良生活习惯包括吃得过多、过饱，生冷、油腻、硬性食物摄入太多。有的父母过分担忧孩子的健康和营养，总是担心孩子吃得不够多、不够好。这样的家庭通常采取诱骗、打骂、多给零食等催逼方法，企图让孩子多吃，结果常常适得其反。不停地给孩子吃这吃那，孩子的胃里总有东西，血糖不下降，自然也就不会有食欲。还有的父母机械地要求孩子每顿一定要吃够多少量，致使孩子对吃饭产生厌烦情绪。在吃饭问题上同孩子斗狠比犟，父母没有不败的。孩子不想吃是因为他的肠胃需要自己进行调节、暂时休息一下。

（3）情绪等神经因素的影响

情绪等神经因素对孩子的食欲影响也很大。7个月的妞妞，只要父母一吵架就厌食、呕吐、睡眠不安，甚至发热，害得妈妈和爸爸整天在妞妞面前秀恩爱。另有一些父母对孩子的爱和支持不够，也会影响孩子的情绪和食欲。还有的父母对孩子要求过高，过分限制孩子的自由，不让孩子与其他小朋友玩耍，或限制他去想去的地方，影响孩子的情绪，使孩子食欲下降。

（4）气候原因

气温高、湿度大的夏天，或者热带城市，因为大量流汗会导致锌流失，会严重影响孩子的胃肠功能，使消化液分泌减少、消化酶活性降低、胃酸减少，导致消化功能下降，引起厌食。

3 孩子厌食怎么办

厌食严重的孩子，首先要做体格检查及必要的化验，以判断厌食是否是由于全身或消化系统疾病引起的，是否是药物影响，是否有微量元素或内分泌素缺乏的问题；还要调查患儿家庭、幼儿园及学校的环境，有无不良精神刺激或不良饮食习惯，然后确定病因。

轻度厌食可能是正常个体差异或者零食过多等不良习惯所致。虽有轻度厌食，但孩子精神好、无其他症状的，一般不用担心；如果伴有疲倦、精神萎靡、低热等现象，应该带孩子去医院检查；如果伴有腹疼和便血，有可能是胃及十二指肠溃疡、寄生虫等问题；如果孩子反应迟钝、皮肤粗糙、少汗和发育不良，应该注意是否有甲状腺功能低下；如果厌食的同时有多汗、肋骨串珠、方额、颅骨软化等骨骼改变，一般多考虑补钙。

４ 推荐食疗方

蚕豆红糖泥【10 个月以上适用】

【原料】 蚕豆 500 克，红糖适量。

【做法】 蚕豆浸泡 24 小时，煮熟后去皮碾成泥，调入适量温开水和红糖后即可食用。

可以一次多做些，放入冰箱冰格内冷冻成块，吃的时候取出加热成泥状即可。

【用法】 每日 3 次，每次 10 ~ 20 克。

山楂鸡肫皮【1 岁以上适用】

【原料】 山楂 3 钱，鸡肫皮 1 钱，水半碗。

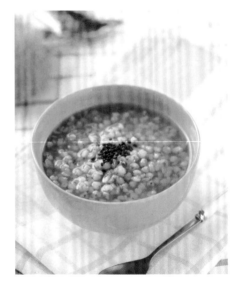

山楂

【做法】 将山楂和鸡肫皮加水煮熟。

【用法】 饭前 30 分钟左右喝，1 日 2 次，连吃 3 天，有开胃、助消化之功效。

荞麦芝麻粉粥
【1 岁以上适用】

【原料】 荞麦正常煮粥量，芝麻粉 1 勺，水适量。

【做法】 荞麦提前泡 24 小时，与芝麻粉同煮成粥即可。

【用法】 可作为主食给孩子吃，有开胃宽肠、下气消积、清内热等功效，但 3 岁以下每日不能多于 100 毫升。

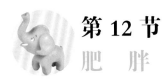

第 12 节
肥　胖

1 儿童肥胖的危害

现代城市儿童肥胖已经发展到令人十分担忧的境地。儿童期肥胖的孩子，成年后发生肥胖的概率比正常孩子高很多倍，发生高血压、动脉粥样硬化、冠心病、糖尿病等疾病的概率也较正常孩子高。而且有数据表明，婴幼儿时期体重超标10%，手眼协调能力和肢体协调能力将下降14.7%。这就是说，肥胖不仅对身体健康的影响很大，对智力发育和动作发育影响也很大。

2 导致肥胖的主要原因

儿童正处于快速生长发育期，儿童期的减肥不能单纯依靠控制饮食，而需要从改变喂养习惯入手，纠正不良饮食习惯，科学合理膳食。

（1）能量的摄入大于消耗是引起肥胖的根本原因

肥胖的孩子一般食欲特别好，吃得越多身体越胖；身体越胖，胰岛素抵抗现象就越严重。为了将血糖水平降下来，身体就会分泌更多的胰岛素，孩子也就越想吃东西，形成恶性循环。针对这种情况，**应该采取少量多餐的进餐方式，将全天需要的总能量分成 4 ~ 5 份**，以减轻胰腺的负担。有些孩子发胖的原因与进餐次数太少有关，一天只吃两顿饭，由于进餐时处于十分饥饿的状态，往往摄入的能量比消耗的能量要多，这种情况也应注意避免。

（2）吃饭速度过快容易引起肥胖

正常情况下，进餐 10 ~ 15 分钟后大脑才能得到吃饱的信号。如果吃饭速度太快，就会出现虽然已经吃饱，但是自己却没有感觉到的情况，结果不知不觉就会多吃。另外，进食太快，还会因为咀嚼不细致而加重胃肠消化负担。因此，**要教育孩子吃饭时细嚼慢咽，尽量将进餐时间延**

长至15分钟左右。同时，家长要将荤菜切成小块，教会孩子用筷子夹菜，而不是用勺子舀，以便减少每次的进餐量。对于不能配合控制进食量的孩子，家长可将孩子一餐的食物全部盛在分餐盘里，吃完盘子里的就不要指望吃其他东西了。

（3）饮料喝得太多也是城市儿童肥胖的原因

一瓶500毫升的甜饮料所含能量与半两米饭或馒头等主食所提供的能量相当，而且碳酸饮料会加速骨质流失。饮料中的食物添加剂，特别是阿斯巴甜中的天门冬氨酸(非正常的游离状态)是刺激神经系统的毒素，可引起包括头痛、腹痛、视力障碍、抑郁、烦躁不安和长期疲劳等不良反应。因此，一定要在日常生活中给孩子养成不贪恋饮料、口渴时喝白开水的好习惯。

（4）强迫孩子多吃也容易引起肥胖

在进食量方面，只要孩子吃饱就行，不要硬性规定孩子每餐必须吃多少量。对于偏食、挑食的孩子，要主动给孩子灌输一些营养知识，使其了解平衡膳食的好处。

♥ 及妈提示

必要时可以去看专业营养医师，给出适合孩子需要的营养摄入指标和减肥食谱。每个孩子的体质不一样，身体发育情况也不一样，不可一概而论。

3 推荐食疗方

五谷豆浆【6个月以上适用】

原料 黄豆、花生
（1岁以后加、过敏体质
3岁以后加）、红枣、芝
麻、亚麻子、黑豆、绿豆、
小米、薏米（1岁以上添
加）等各适量。

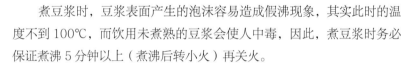

做法

❶ 将全部原料洗
净，清水浸泡12小时。

❷ 另换干净的水，将所有原料放入豆浆机打碎煮熟即可。

煮豆浆时，豆浆表面产生的泡沫容易造成假沸现象，其实此时的温度不到100℃，而饮用未煮熟的豆浆会使人中毒，因此，煮豆浆时务必保证煮沸5分钟以上（煮沸后转小火）再关火。

用法 6个月以上的孩子根据肠胃吸收情况，从50毫升开始，逐渐增加到200毫升以内。

豆浆不宜与果汁一同饮用，因为果汁中富含的维生素C容易使豆浆中的蛋白质凝结，造成腹胀，不易消化。豆浆也不宜空腹饮用，最好搭配一些碳水化合物，比如馒头、面包等小点心，这样才能使豆浆中的营养物质被人体充分吸收。

R 妈提示

此方为高蛋白、低脂肪摄入的典型食疗方法，同时对元气不足导致新陈代谢功能低下的孩子很有裨益。

凉拌百合芹菜【10个月以上适用】

原料 芹菜250克，百合100克（用水泡发）、胡萝卜100克，盐少许。

做法

❶ 芹菜去叶、洗净切段，胡萝卜切丝，百合用水泡发。如果是给1岁以内的孩子吃，要根据孩子的咀嚼能力把食材切得细碎一些。

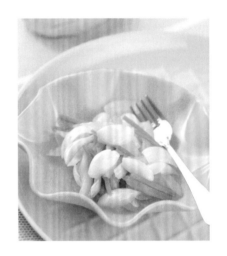

❷ 将上述3种食材分别用水焯一下，再一起拌匀，夏天加少许醋及适量盐(1岁以内不加盐)，冬天可以用适量油炒过食用。

用法 可作为正餐菜品食用。

玉米白菜干海带汤【10个月以上适用】

原料 鲜玉米1/2根，白菜干2～4片，海带半个手掌大1块，新鲜猪骨1根，盐少许（1岁以下不加盐）。

做法 将以上4种食材洗净，海带切丝，玉米和猪骨切成小块一起放入砂锅内，加适量清水煲成汤。

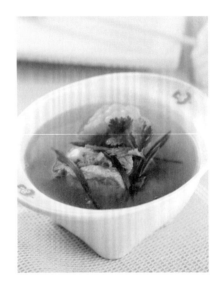

用法 可作为正餐的汤品食用。1岁左右的孩子只喝汤，大一些的孩子可以吃玉米、海带和猪骨上的肉。

第 13 节
肺　虚

肺功能未成熟完善时，呼吸系统的抗病能力比较差，孩子容易伤风、感冒、多汗、痰多，严重时有呼吸喘急的现象，时发时止，身体的健康发育也受到影响。

▮ 饮食调理原则

肺虚的孩子适合多吃有养肺功效的食物。肺属金，代表食物是白色食物，如洋葱、大蒜、梨、白萝卜、山药、杏仁、百合、银耳、白果、荸荠等。它们性味偏平凉，能健肺爽声，还能促进肠胃蠕动，促进新陈代谢，让肌肤充满弹性与光泽。

脾土生肺金。肺卫不足的孩子除了应多吃白色食物外，还适合多吃五谷杂粮（参考胃火部分），以养胃气、生脾土。同时注意，脾乃生痰之器。如果孩子痰多咳嗽，多是吃多了肥厚甘腻的食物引起；反之，如果干咳，可以多吃滋阴润肺的食物调整。干咳的孩子要减少或不吃脱水食物、含有添加剂的食物，例如薯片或烧烤熏炸等进入消化道后产生负压、吸收水分、消耗津液的食物。

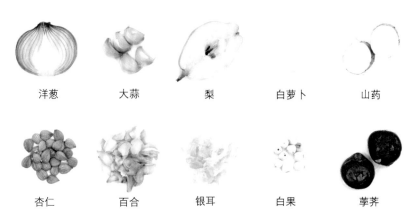

| 洋葱 | 大蒜 | 梨 | 白萝卜 | 山药 |
| 杏仁 | 百合 | 银耳 | 白果 | 荸荠 |

② 护理注意事项

- 保证家里空气清新。尤其是孩子的房间，一定要定时通风换气。即使是在寒冷的冬天，也要保证每天至少开窗通风 20 分钟以上。但通风期间一定要把孩子抱离通风的房间，预防感冒。
- 不要在家里抽烟，更不能在孩子的房间或在孩子面前抽烟。新生儿的黏膜厚度是成人的 1/6 左右，细胞渗透性非常高，污染环境下更会加大吸入率。同时肝脏和淋巴排毒功能尚未完善，累积在体内的毒素会越来越多。
- 注意孩子的保暖，尽量避免因受凉而患呼吸道疾病。
- 及时治疗感冒，避免由上呼吸道感染发展为下呼吸道感染。
- 在流感高发季节，不要带孩子到人口密集、空气不流通的地方。
- 不要带孩子在汽车多的道路边玩耍，以防汽车尾气的污染。

③ 推荐食疗方

煮胡萝卜汁【6 个月以上适用】

原料 胡萝卜 1 根，橄榄油（或核桃油等其他植物油）少许。

做法 将胡萝卜洗净去皮，切片放入锅内，加水并滴入橄榄油，煮开后再煮 5 ~ 8 分钟关火。

用法 放温后将胡萝卜碾成泥汁食用，现煮现饮，可促进机体正常生长发育，维持上皮组织，防止呼吸道感染，保持视力正常，治疗夜盲症和干眼症等。

> **R 妈提示**
>
> 咽喉黏膜免疫力下降的冬季更要注意维生素 A 的摄取。胡萝卜中的 β－胡萝卜素为维生素 A 的前体，与油脂结合后更利于人体吸收。还可以给孩子做牛肉炖胡萝卜、炒胡萝卜片等。

松子芝麻糊【8个月以上适用】

原料 黑芝麻 20 克，松子 10 克，粳米 100 克。

做法 将黑芝麻、松子炒熟，与粳米一起用粉碎机研磨成细粉。

用法 吃的时候取细粉加小火煮，边煮边搅拌成糊状即可。也可以用开水冲服。补肾黑发，润肠通便，同时提供大量优质蛋白质和钙、铁、锌等营养素。

除了花生、腰果、美国大杏仁外，只要孩子对坚果类食物不过敏，建议 8 个月开始少量添加（研磨成细粉，以半啤酒盖的量为基础），不仅对黏膜（眼、口腔、肠胃等）、皮肤非常有益，而且可补骨增髓，对处于快速生长期的婴幼儿非常有帮助。松子粥、核桃露、南瓜子酱、杏仁露等，都对缓解燥咳十分有效。

北沙参膏【8个月以上适用】

原料 无硫干北沙参片 100 克（正规中药房可以买到），大红枣 2 ~ 4 个，枸杞 15 ~ 20 粒，黄晶冰糖少许。

做法

❶ 北沙参浸泡一晚（最少 4 小时以上），红枣去皮、去核，枸杞洗净。

❷ 将以上 3 种原料一起放入砂锅同炖 30 分钟。

❸ 调入适量黄晶冰糖，稍煮使其溶化。

❹ 关火稍冷却，装入小冰格，涂抹均匀后冷冻成块。

用法 吃的时候从冰箱取出，蒸化后（或加入米粥同煮）调入食物中即可。每日早晚各 1 次，3 岁以下每次 1 冰格，3 岁以上每次 2 冰格，可清热养阴、润肺止咳，对燥热咳嗽、阴虚内热引起的肺燥肠热很有裨益。

第 14 节
肺　寒

1 症状表现

婴儿皮肤、黏膜营卫功能低下，身体容易受到外来寒气入侵，出现舌苔发白、流清涕、打喷嚏、气喘、气短、喉痒、痰少稀白（呈泡沫状）、发热、怕冷、手足凉等症状。咳嗽前一般会打喷嚏、鼻塞、流鼻涕。如果孩子开始不流鼻涕，喝热水后流清鼻涕也是肺寒，只不过症状较轻而已。

2 饮食调理原则

应该选择一些温热、止咳化痰的食物，例如红糖姜水、蒸大蒜水、烤橘子等驱寒的食疗方。

3 推荐食疗方

烤橘子 【4 个月以上适用】

原料：橘子 1 个或小金橘 1 ～ 2 个。

做法：将橘子叉在筷子上，直接放在小火上烤，并不断翻动，烤至橘子皮发黑并从橘子里冒出热气为止。

用法：待橘子稍凉，剥去橘子皮，让孩子吃温热的橘瓣。大橘子 4 ～ 6 个月的孩子每次可以吃 1 ～ 2 瓣（须挤出汁液，不能直接给孩子吃橘瓣，以防卡到），6 ～ 12 个月的孩子一次可以吃 2 ～ 3 瓣，1 岁以上的孩子可以吃 1 个橘子；小金橘 1 岁以下的孩子一次可以吃 1 ～ 2 个，1 ～ 3 岁的可以吃 2 ～ 4 个。寒冷季节，从室外回到室内，吃点烤橘子，对驱赶肺里的寒气很有效果。已经开始寒咳的可以配合大蒜水一起服用，每日 2 ～ 3 次，直到寒气被驱赶出去为止。

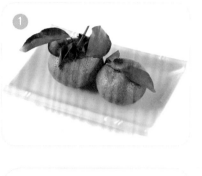

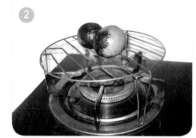

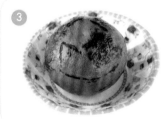

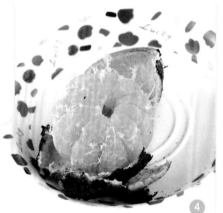

R 妈提示

　　橘子性温，有化痰止咳的功效。吃了烤橘子后，痰液的量会明显减少，镇咳作用非常明显，且多数孩子都愿意吃。这里需要提醒的是，烤橘子并不是吃得越多越好，有的家长一天给孩子吃5～8个烤橘子，结果第二天黄鼻涕、胃火等症状就出现了，因此一定要有节制。

蒸大蒜水【4个月以上适用】

原料 大蒜2~3瓣，水适量。

做法

❶ 取2瓣蒜用力拍一下，去除蒜皮。

❷ 将蒜切几刀，放入盖碗中，加入冷水，盖上盖。

❸ 上锅蒸15分钟即可。

用法 可以加少许冰糖直接给孩子喝，也可以放入粥、面汤、馄饨中。

蒸大蒜水是一种非常有效的风寒咳嗽食疗方，对风寒型腹泻、呕吐、咳嗽初期均有帮助。大蒜味辛性温，入脾、胃、肺经，具有温中消食、行滞气、暖脾胃、消积、解毒、杀虫的功效，治疗寒性咳嗽、肾虚咳嗽效果非常好。冰糖味甘性平，入肺、脾经，有补中益气、和胃润肺、养阴生津、止咳的功效，对肺燥咳嗽、干咳无痰、咳痰带血都有很好的辅助治疗作用。

♥ R妈提示

　　大蒜性味温辛，煮后或蒸食可以去掉一部分辛味。患菌痢型腹泻、风寒型腹泻的孩子，可以在粥里放入1~2瓣熟大蒜。旅游外出时不妨也预备一些熟蒜，作为辅食的一小部分，对于肠胃经常腹泻、免疫力低下的孩子很有帮助。

麻油姜末炒鸡蛋【10个月以上适用】

原料 芝麻油1勺（5毫升），鸡蛋1~2个，姜1片。

做法

❶ 鸡蛋打散，姜切末。

❷ 将麻油放入炒锅内，油热后放入姜末，稍微在油中过一下，放入鸡蛋炒匀即可。

用法 风寒咳嗽以及体虚咳嗽时，每晚可以在临睡前趁热吃一次，坚持吃上几天就能收到明显的效果。同理还有红糖姜水冲鸡蛋。

父母在选择和运用以上风寒咳嗽食疗方调理的同时，还应该让孩子避免摄入寒凉的食物，如梨、柿子、柚子、石榴、香蕉、猕猴桃、甘蔗、西瓜、甜瓜、荸荠、生萝卜、丝瓜、冬瓜、苦瓜、乌梅、百合、薄荷、慈姑、海带、绿豆、螃蟹、蜗牛等，葡萄、橙子、杜果、川木瓜（不是水果摊上的番木瓜）、枇杷、罗汉果、生黄瓜、金银花和菊花等也应避免。

羊肉萝卜汤【10 个月以上适用】

原料 羊肉 1 块，白萝卜 1/2 根，香菜 4 根，生姜 1 ~ 2 片，盐适量（1 岁以下不放盐）。

做法

❶ 将白萝卜去皮、切细丝，羊肉切丝，香菜切末。

❷ 砂锅放水，水开后先放入生姜片再放入羊肉丝，羊肉丝余熟后放入白萝卜丝。

❸ 水开后转小火，加盖留条缝焖 10 分钟。

❹ 出锅前加盐、香菜末，挑出生姜片。

用法 1 岁以下的孩子可以用粉碎机粉碎成糊，调到米粥里食用，健脾暖胃，对风寒引起的胃寒、腹泻、呕吐、流清涕等有很好的食疗效果。

寒热交杂或内热比较严重的情况可以去掉羊肉，只用白萝卜。

第 15 节
肺热、肺燥

1 症状表现

天气干燥、阳气较盛的季节和环境很容易引起肺热、肺燥。肺热的典型特征为舌尖红、舌苔白厚、鼻塞、流黄鼻涕、咽喉肿痛、咳嗽有痰。肺燥，无论温燥还是凉燥，其结果都会导致阴津耗损，出现皮肤干燥和体液丢失等症状，并伤及孩子尚未成熟的肺部，表现为口干、唇裂、鼻塞、咽痛、阵发性干咳，甚至流鼻血或咳出带血的痰等一系列类似上呼吸道感染的干燥症。

除了季节和环境原因之外，婴幼儿本身脏腑功能较弱，饮食不节、挑食、偏食、暴饮暴食、喝水少、穿得多、积食等，也是引发肺火的常见原因。积食会导致孩子多汗多痰，出汗后被风一吹就容易着凉，引起上呼吸道感染。

2 饮食原则

在孩子出现鼻燥、唇干、咽痛、干咳时，除了要多喝水，还要多吃果蔬，如菠菜、空心菜、苦菜、苦瓜等，同时一日三餐也可适当煮些滋阴养肺的粥喝。方法很简单，可视症状选滋补肺阴、清除燥热、甘寒汁多的食物：

水果： 柚子、梨、荸荠、甘蔗、香蕉、山竹、猕猴桃、火龙果等。其中，柚子是防燥的最佳果品，可以防止孩子最容易出现的口干、皮肤粗糙、大便干结等燥现象。

蔬菜及其他： 莲藕、菱角、白菜、山药、胡萝卜、白萝卜、冬瓜、银耳、百合、杭白菊、银杏、桂花、北沙参、太子参、莲子、各种豆类及豆制品、玉竹等均可入粥。

♥ R 妈提示

除非必要，不建议在非医生指导下使用川贝、猴枣散等药性寒凉的食材。

避免辛腥食物刺激，牛肉、羊肉、鱼肉不吃为宜（可食用白肉类），不要食用容易上火的水果，如菠萝、榴莲、桂圆等。

3 养肺好习惯

（1）常笑宣肺

中医有"常笑宣肺"一说，现代医学也有研究证明，笑对机体的确是一种很好的运动。多带孩子做能欢笑的运动。

（2）呼吸清肺

适度的呼吸动作有助于清肺。引导孩子养成深呼吸的习惯。

（3）按摩护肺

一是按摩迎香穴，二是叩肺俞穴，有健肺养肺之功效，并有助于体内痰浊的排出，且可通脊背经脉、预防感冒。

按摩迎香穴：洗净双手，轻按住孩子鼻翼一侧迎香穴的位置（鼻翼旁开约1厘米皱纹中），顺时针按揉5分钟，换另一侧顺时针按揉5分钟。注意不要两侧一起揉，孩子鼻子不通气，呼吸有障碍，会本能地拒绝并产生保护反射。如果孩子抗拒这种方法，以后执行起来就困难了。

叩肺俞穴：家长两手握成空心拳，轻叩孩子背部肺俞穴（背部第三胸椎棘突下左右旁开二指宽处）数十下，然后抬手用掌从两侧背部由下至上轻拍约10分钟。

（4）运动健肺

夏季游泳、秋冬季用凉水洗脸洗手对肺的发育很有裨益。

4 推荐食疗方

荸荠水【4个月以上适用】

原料 荸荠2~3个。

做法 荸荠去皮，切成薄片，放入锅中，加水煮5分钟即可。

用法 1岁以上的孩子吃荸荠，1岁以下的喝水。荸荠性寒，荸荠水能化痰清热，对热性咳嗽、有脓痰者效果好。

甘蔗荸荠汁【6个月以上适用】

原料 甘蔗、荸荠各250克，水适量。

做法

❶ 甘蔗、荸荠去皮、洗净、拍碎。

❷ 入陶瓷或玻璃锅，加适量水煮开后小火再煮30分钟。

❸ 关火，取汁饮用。

用法 可作为加餐给孩子饮用。

柿霜拌水果 【6个月以上适用】

原料 柿霜适量（4～12个月每日最多10克，1～3岁每日最多30克，3岁以上每日最多60克），维生素C丰富的水果，可以用猕猴桃、黄桃、梨、草莓、蔓越莓、蓝莓等（樱桃、红枣等食性温热的水果不适合）。

做法 将水果切成碎块，与柿霜搅拌后即可。

用法 可作为加餐给孩子吃，通过咀嚼的过程，让柿霜和水果在口腔内延长停留时间。6个月至1岁，治疗用每日3次，每次3克；保健量每日1次，每次3克。

♡ R妈提示

　　维生素C的十大生理功能之一，就是能够促进抗体合成，增强血液中白细胞吞噬细菌以及抗病毒能力，通过增强自身抵抗力缩短病程。一般不建议单独给孩子摄入维生素C营养制剂，一方面家长不是专业人士，控制不好剂量；另一方面，纯营养制剂在体内的半衰期要比食物利用率快1倍。也就是说，天然食物中的维生素C是4小时左右随着尿液、汗液排出，而无缓释技术的纯营养制剂维生素C2小时左右就排出去了。摄入维生素C最安全且有效的办法就是多吃维生素C丰富的水果、蔬菜，间隔4～6小时1次，吸收利用率最高。

胡萝卜香菜粥【8个月以上适用】

原料 大米正常煮粥量，胡萝卜1/2根，香菜2～3根。

做法

❶ 大米淘洗干净，先煮成粥。

❷ 胡萝卜去皮、切丝，香菜洗净、切末，与煮好的米粥同煮5分钟即可。

用法 可作为主食给孩子吃，清热生津，止咳消胀。

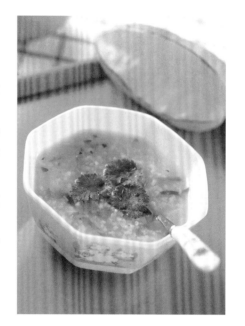

风热咳嗽患儿忌食温热滋补食物，如牛肉、羊肉、狗肉、鹅肉、鸡肉、虾、大枣、糯米、松子、栗子、洋葱、带鱼、鲂鱼、鲩鱼、生姜、葱、桂皮、茴香、人参、黄芪、黄精、冬虫夏草、紫河车、砂仁，以及龙眼、荔枝、核桃、杧果、樱桃、桃等。

冰糖雪梨银耳汤【10个月以上适用】

原料 银耳2～3朵，梨1/2个，冰糖少许。

做法

❶ 将银耳提前泡发，梨切小块。

❷ 将以上原料与冰糖一起放入冷水中，文火熬制1小时即可。

用法 喝汤，吃银耳和雪梨。

薄荷粥【10个月以上适用】

[原料] 大米正常煮粥量，薄荷10克。

[做法] 将大米与薄荷同煮成粥即可。

[用法] 可作为主食给孩子吃，对感冒内热、咽喉肿痛的孩子比较适合。

荸荠小馄饨【1岁以上适用】

[原料] 标准粉适量，荸荠7~8个，鸡蛋1个，橄榄油、盐少许。

[做法]

❶ 荸荠去皮、剁碎，挤去部分水分；打入鸡蛋，放入少许橄榄油和盐，用筷子顺一个方向搅匀。

❷ 标准粉用温水和匀，盖上湿布放置30分钟(醒面)。

❸ 将面团切成条，揪成小块儿，擀成馄饨皮。

❹ 将馅包入馄饨皮中，煮熟即可。

[用法] 可作为主食食用。

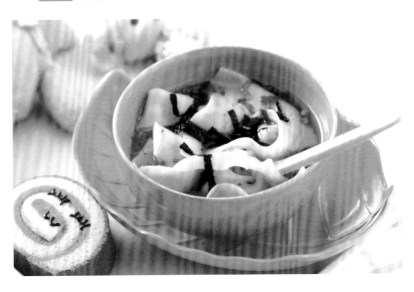

冰糖【1岁以上适用】

原料 冰糖1块。

做法 将冰糖研磨成粉（大块容易卡到孩子，千万注意）。

用法 让孩子含一会儿再吞下即可缓解症状。

冰糖最好选择多晶的，颜色略黄、未经漂白的为上。

此方只适合燥热咳嗽的患儿，湿热或风寒咳嗽不适用。

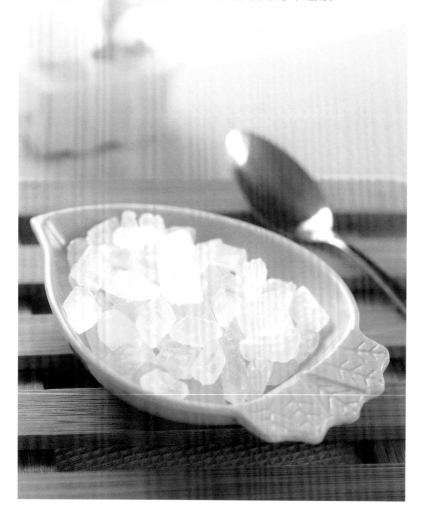

烧双菇【1岁以上适用】

原料 水发香菇、鲜蘑菇等量，植物油、水淀粉、盐、姜末、鲜汤、麻油少许。

做法

❶ 香菇、鲜蘑菇洗净切片。

❷ 炒锅烧热入油，下双菇煸炒后放姜末继续煸炒，使之入味。

❸ 加水烧滚，放盐，用水淀粉勾芡，淋上麻油。

用法 可作为正餐主菜食用，补益肠胃，化痰散寒，增强机体免疫功能。

香菇味甘性平，富含B族维生素、铁、钾、维生素D原（经日晒后转成维生素D），主治食欲减退、少气乏力，经常食用对预防因缺乏维生素D而引起的血磷、血钙代谢障碍导致的佝偻病有益，还可预防人体各种黏膜及皮肤炎症，咳嗽、有咽喉炎症和扁桃体问题的孩子更应每日摄入。

沙参玉竹银耳薏米汤【1岁以上适用】

原料 北沙参10克，玉竹5克，银耳2～3朵，薏米50克，蜜枣2～4个，姜2片。

做法 北沙参、玉竹、银耳、薏米提着浸泡1小时，与其他配料一起入砂锅，水开后转小火，熬1～2小时即可。

用法 可作为加餐添加，滋阴润肺，养胃生津，清肺化痰。

北沙参清热利湿，玉竹养阴润燥、除烦止渴，薏米微寒而不伤胃、益脾而不滋腻。

北沙参

玉竹

薏米

姜、枸杞

蜂蜜醋香油饮【1岁以上适用】

原料 蜂蜜、醋、香油按1:1:1的比例准备好。

做法 将蜂蜜、醋、香油混合。

用法 咽喉红肿的孩子，1岁以上每次1茶匙，让孩子徐徐咽下（越慢越好），每日3次。

R妈提示

此饮味道酸甜可口，一般孩子是不会拒绝的。此方可舒缓镇静、消炎止咳、治疗便秘，对夜咳、久咳也很有帮助。

甘蔗萝卜饮【1岁以上适用】

原料 甘蔗、白萝卜、百合等量。

做法

❶ 将甘蔗、白萝卜去皮、切块，榨成汁。

❷ 将百合煮烂，加入甘蔗白萝卜汁中。

用法 每天临睡前服用1杯（100～150毫升），具有滋阴降火的功效，适用于虚火偏旺、喉干咽燥、面红、手足心热的孩子。

8～12个月的孩子可以用白萝卜煮水喝。

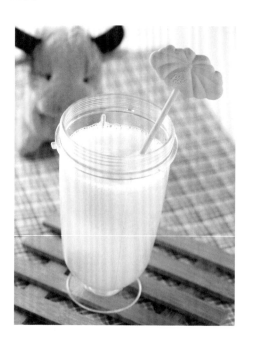

川贝冰糖雪梨【1岁以上适用】

【原料】雪梨1个，川贝1.5钱（约6克），冰糖适量。

【做法】

❶ 雪梨连皮洗净，上部1/3处连蒂横切，开成盖，下部去核，加入川贝、冰糖，盖上连蒂的雪梨盖，用牙签封好。

❷ 把梨放入炖盅，用中火炖约20分钟即可。

【用法】温后每日适量食用。

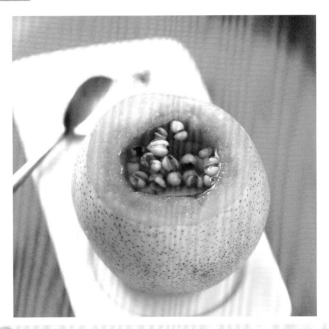

R妈提示

　　川贝和浙贝、大贝母外形相似，但浙贝、大贝母功效不及川贝的1/10，价格也相差很多，家长们应该仔细挑选。地道的川贝性寒凉，入肺经和胃经，风寒感冒引起的咳嗽、发热不适用，脾胃虚寒者应谨慎选择摄入量。

杏仁豆腐汤【2岁以上适用】

原料 干甜杏仁、百合各20克，红枣2个（去核切片），鲜奶或配方奶200毫升，琼脂及桂花酱适量。

做法

❶ 将杏仁洗净，放入料理机中加200毫升水打成汁，纱布过滤，分成一大份、一小份备用。

❷ 将琼脂剪碎，加水煮化，过滤后加入鲜奶和大份杏仁汁搅拌均匀，放凉后冰箱冷藏使其凝固即为杏仁豆腐。

❸ 干桂花清洗干净，加入冰糖或麦芽糖、蜂蜜等上锅蒸10～15分钟成桂花酱。

❹ 砂锅加入百合、红枣及少量水（淹没食材即可），煮10～20分钟待百合软后关火。

❺ 稍凉后点入桂花酱和少量杏仁露，加入切成小块的杏仁豆腐即可。

用法 可作为正餐配汤给孩子喝。风寒咳嗽、脾虚腹泻、大便溏稀的孩子不适合喝此汤。

R妈提示

甜杏仁有滋阴平喘、降气驱痰的功效，在感冒、咳嗽和咳喘的中医处方中常能见到。百合有润肺止咳的功效，适合哮喘、肺燥咳嗽的孩子。中药店卖的都是干品，市场上可以买到新鲜百合，口感较好，功效是一样的。

第 16 节
过敏体质

1 食物是引发过敏的重要因素

近年来，因为环境污染严重，加上饮食习惯的改变（自由基增多），过敏体质的孩子逐年增加，像气喘、过敏性鼻炎、异位性皮肤炎、习惯性便秘等，都是过敏体质的一种表现。食物性过敏体质主要指对食物中的异体蛋白过敏，食物中异体蛋白的含量越多越容易诱发过敏性疾病。荤腥类食物比蔬菜容易诱发该病，肉类、牛奶、禽蛋等动物性食物是罪魁祸首。以肉食为例，肉食可使人体内的红细胞质量降低、形体变大。这样的红细胞缺乏生命活力，容易破裂。由这种低质量红细胞组成的人体，对自然的适应能力与同化功能大大削弱，加上牛奶、蛋类的蛋白质分子容易从肠壁渗入到血液中，形成组织胺、5- 羟色胺等过敏毒素，刺激人体产生过敏反应，使末梢血管扩张而导致皮肤发炎。但动物性食物是保障孩子发育的诸多重要营养素的主要来源，完全限制既不可能也没必要。为此，科学家研究的妙策是：减少动物性食物的摄入，多吃糙米、蔬菜，就能使孩子的过敏性体质得到改善。奥妙在于糙米、蔬菜供养的红细胞生命力强，又无异体蛋白进入血流，所以能防止特异性皮肤炎发生。

同样是肉类，鸡肉比鸭肉容易引起过敏。鸡肉蛋白质含量比鸭肉高，所以肝脏类食物应该选择鸭或者鹅的。在水产品中，有壳的食物（如虾）比无壳的食物（如鱼）容易引起过敏。食物的种子（如西瓜子、南瓜子）比食物本身（西瓜、南瓜）容易引起过敏，因为种子含有较丰富的蛋白质。

2 致敏食物黑名单

要改善过敏体质要从环境和饮食两方面着手，大环境不易改变，饮食的改变就显得更为重要。许多医学报道也印证，调整日常饮食对过敏体质的改善会有很大帮助。过敏体质的孩子应避免食用以下容易致敏的食物：

■ 冰冷的食物。冰冷的食物容易刺激咽喉、气管和胃肠道，使血管和肌肉因紧张而收缩，进而引起过敏反应。

■ 油腻的食物。油炸食物和大鱼大肉容易增加消化系统的负担，肠胃功能失常也是致发过敏的一大原因。

■ 辛辣刺激的食物。一些辛辣刺激的调味品会散发刺激性气味，容易刺激呼吸道和食道，引发过敏。

■ 虾、蟹等咸寒食物。这些食物含有较多异体蛋白质，很容易激发人体的过敏反应，因此要避免食用。

相反，一些清淡而含有丰富维生素和植物蛋白质的食物，像大豆及豆制品、糙米、荞麦、栗子、胡桃、胡萝卜、卷心菜、青椒、苹果等则应多摄取。饮食营养丰富才能提高身体的免疫力，如此也能减少过敏症状的发生。当然，如果能再配合适当的运动及保持乐观的心情，对过敏体质的改善非常有帮助。

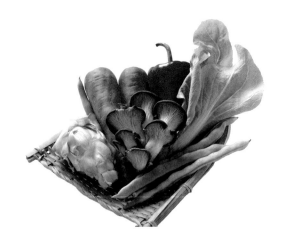

3 推荐食疗方

糖醋姜汤【8 个月以上适用】

原料 醋 1/2 碗，生姜 10 ~ 20 克，红糖 100 克，水 500 ~ 1000 毫升（浓淡根据口感调整）。

做法 将生姜洗净切片，放入锅内后加醋及红糖，小火煮沸后继续煮至红糖溶化。

用法 去渣服用，可散瘀、解毒、健脾，主治食鱼蟹等食物引起的荨麻疹。每日 3 次，每次 1 ~ 2 汤勺。

三子芝核粥【10 个月以上适用】

原料 紫苏子 10 克，莱菔子（白萝卜子）10 克，白芥子 6 克，芝麻 20 克，核桃仁 20 克，大米正常煮粥量。

做法 将紫苏子、莱菔子、白芥子加水煎成汁，再加入芝麻、核桃仁（压碎）及大米煮粥。

用法 作为主食食用，可健脾温肾、化痰降气，主治喘症。

多食用一些富含硒的食物（富硒大米）、紫苏子、绿茶、葡萄、乳酸菌（片剂）等，对改善遗传性过敏体质有一定的帮助。此方源为三子养亲汤，对老人肺虚咳嗽也非常有帮助。

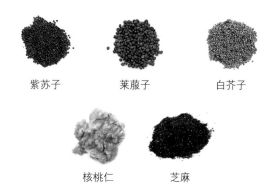

| 紫苏子 | 莱菔子 | 白芥子 |

核桃仁　　芝麻

三黑汁【10 个月以上适用】

原料 黑芝麻 9 克，黑枣 9 克，黑豆 30 克，水 300 ~ 500 毫升。

做法 将上述 3 种材料蒸熟后加水打成汁。

用法 每日 1 剂，可常服。温肾健脾，增强免疫力，可用于过敏体质缓解期。

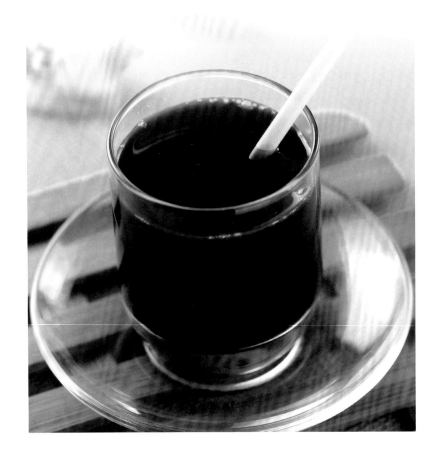

第 17 节
打预防针前后

1 孩子的身体状况很关键

预防针就是注射用疫苗，是现代医学认为可以控制在人体接受范围之内的微量病毒。病毒进入人体，使人体产生相应的抗体，这样以后就不会再患那种病了，这叫"获得性免疫"。获得性免疫主要还是藉由人体对微量病毒的自愈能力，因此孩子打预防针前的健康状况非常重要，如果孩子有任何不适，比如腹泻，呕吐、发热等症状，都不应该注射。

2 打预防针前后最需要水

虽然疫苗接种成功后可以获得免疫，但同样的滤过性病毒（过去人们用过滤的方法来查找致病因子，使用的是不能让细胞结构滤过的滤过装置，但后来发现，滤过液中仍然有可以致病的物质，那就是病毒。它不具有细胞结构，而且体积非常小，所以可以滤过，因此，人们称这种致病物质为"滤过性病毒"）会潜伏在体内，日后会引致其他并发症。为免后患，接种过程中应小心饮食，将病毒彻底消除。

预防性疫苗部分可引起发热，它是人体自身对疫苗的一种防御性反应。当孩子发热时，由于基础体温升高，机体免疫力降低，肠胃的消化吸收功能减退，会发生营养消耗增加和消化系统功能减弱的矛盾。因为无论是服用退热药还是自然退热，都是以发汗、泄热（中医叫作解表）的形式实现的。孩子在发汗、散热的同时会丢失大量水分和盐分，因此，打预防针前后最需要的是水。此时的饮食原则首先是供给充足的水分，其次是补充大量维生素和矿物质，然后才是供给适量的能量及蛋白质。饮食应以流质、半流质为主，忌吃燥热和滋补性食物。打预防针后 3 天应该多喝些米粥，如果有胃口还可以吃些清淡的食物，比如菜汤面，当然还要多喝水。另外，吃些水果也很好，水果富含维生素 C，有利于退热降温（高热的时候不能吃太凉的食物），如西瓜、梨、苹果、圣女果、葡萄、草莓等。

3 接种水痘疫苗饮食宜忌

出疹期间应每天用下列材料煲汤：紫草、芫荽、荸荠、白茅根、竹蔗、红萝卜。如果孩子有气喘、咳嗽等问题，不要用荸荠和红萝卜。

忌食：

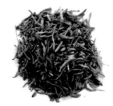

金银花

- 生冷油腻食物。
- 发物，如鱼、虾、螃蟹、牛肉、羊肉、香菜、茴香、菌类等内含丰富蛋白质的食物，这些异体蛋白容易产生过敏原，使机体发生过敏反应，导致病情加重。
- 辛辣刺激性食物，如辣椒、胡椒、姜、蒜等香辛料，这些食物会引起上火，不利于病情的早日康复。

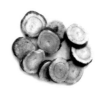

甘草

西医主要是对症处理，瘙痒较重者可口服非那根，局部擦涂炉甘石洗剂；疱疹破裂者可涂 1% 甲紫，如有皮肤继发性细菌感染可适当选用四环素软膏局部涂抹或使用抗生素等。中医可用金银花 12 克、甘草 3 克水煎连服 3 天；皮肤抓破处可用青黛散外敷。

4 推荐食疗方

阴米粥【4个月以上适用】

【原料】糯米适量，干香菇2朵，鸡蛋1个，食用油少许。

【做法】

❶ 将糯米除去杂质后，用清水浸泡7~12小时。

❷ 将水沥干，小火蒸40~60分钟。

❸ 蒸熟后置于晾晒物内，先使糯米冷却干缩，然后揉搓成粒状，放至通风朝阳处晾晒，干燥无水分后即可贮藏。南方人将这种米叫作"阴米"。

❹ 吃时取出，用凉水浸泡一下，然后沥去水分。

❺ 干香菇用温水泡发，去蒂，切成碎末；鸡蛋打入碗中，调成液体状。

❻ 用阴米煮粥，约八成熟时下香菇末和鸡蛋液，滴入几滴食用油，继续煮到粥绵软即可。

【用法】可作为主食食用。

阴米本身滋补功效显著，加入可提高免疫力的香菇和鸡蛋，滋味和营养都是一级棒。菌藻类中医归于发物，出疹期间不适用此方。

小米红枣粥【6个月以上适用】

【原料】小米正常煮粥量，红枣6~10个，红糖少许。

【做法】

❶ 小米和红枣加8~10倍水煮开后，转小火熬20~30分钟，边熬边顺时针搅拌至黏稠。

❷ 食用前加红糖适量搅拌均匀。

【用法】作为主食食用。

小米益气补血、健脾胃、清虚热，红枣养心、安神、补血，此粥对脾胃虚弱、夜睡不宁、神经敏感有疗效。

香菇小米粥【8个月以上适用】

原料 小米正常煮粥量，鲜香菇1～2朵（肉质薄的比较好），小白菜、火腿丁适量，盐少许（1岁以内不放盐）。

做法

❶ 将香菇和小白菜洗净，香菇切末，小白菜切碎。

❷ 将小米和香菇放入锅内，加水一起煮。

❸ 煮开后小火再煮15～20分钟。

❹ 出锅前3分钟放入小白菜和火腿丁。

用法 趁热喝粥、吃香菇。

香菇中的多糖类对提高免疫力效果非常明显，有补肝肾、健脾胃、益气血、益智安神之功效，还可化痰理气、益胃和中、解毒、抗肿瘤、托痘疹；小白菜有助于荨麻疹的消退。

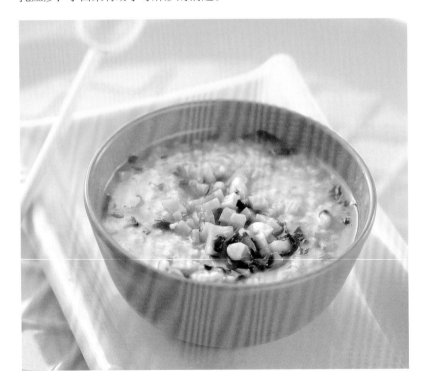

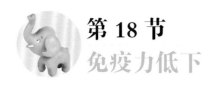

第 18 节
免疫力低下

⬛ 6 个月至 3 岁是免疫力不全期

胎儿在妈妈的腹中可以从妈妈那里得到免疫保护，出生至 6 个月的孩子可以从妈妈的乳汁中得到免疫物质，不容易生病。而 6 个月至 3 岁的婴幼儿，处于生理上的免疫功能不全期，很容易患上流感、支气管炎、肺炎、哮喘、腹泻等疾病。如果反复使用抗生素等药物，会使胃肠道有益菌群遭到破坏，进一步降低免疫力，形成恶性循环，且可能影响孩子一生的健康。

免疫力低下主要有以下几方面表现：

- 长得不高：孩子身体发育滞后，个子长不高。
- 长得不快：孩子智力发育水平低，反应慢。
- 长得不壮：孩子易过敏，对环境的适应能力较低，尤其在季节交替的时候，或者是寒冷的冬季，常常发生感冒、发热、反复呼吸道感染等问题。

② 增强孩子免疫力的科学方法

增强孩子的免疫力需要选对时期，而且必须持续进行，不能轻易中断。**增强免疫力的最佳时期是 6 个月至 3 岁**，如果不重视这一时期，会对孩子将来的健康造成不良影响。不要等到孩子生病后再干着急。

（1）多进行户外运动

孩子的生长发育像自然界的其他事物一样，有一定的客观规律性。一般生后 3 个月可俯卧时用手臂支撑并抬头，4 ~ 6 个月会翻身，7 ~ 8 个月会爬，1 周岁会站立或独立行走，父母应按此规律帮助孩子锻炼。**适度锻炼能促进人体的内循环和内分泌，使人体脏器的各项机能都维持在一个较高的水平，从而有效提高人体的免疫力**。小婴儿可以从逐步增加户外活动开始，即使刚满月的婴儿也可以在每天上午 9 ~ 10 时阳光柔和的时候到室外呼吸新鲜空气，晒晒太阳（时间以 30 分钟为宜）；大一点儿的孩子可以进行一些简单的器械锻炼或做做体操。锻炼要遵循适度、持续和循序渐进的原则，以免孩子因为身体劳累过度导致免疫力下降。

（2）合理膳食

营养搭配合理的饮食是增强人体免疫力的基本前提。1 岁以下的婴儿以奶类食品为主，因此，坚持母乳喂养很重要。科学证实，母乳喂养的孩子抵抗力明显高于用其他方式喂养的孩子。母乳营养素比例适当，易于消化吸收和利用，另外还含有一些免疫因子，是婴儿生长发育最理想的营养品。妈妈奶水不足的婴儿要选择可以增强免疫力的婴幼儿配方奶粉。而 1 岁以上的孩子，虽然辅食已逐渐变为主食，但母乳或配方奶粉能补充日常膳食中不够全面的营养，依然是膳食中重要的一环。

3 关于牛初乳，父母需要知道的

迄今为止，国内外还没有一种方法能够准确地检测出牛初乳产品是否是牛分娩 3 天内分泌的初乳，只能根据牛初乳中免疫球蛋白 IgG 含量的高低做出初步判断。

牛初乳只是为人体提供合成蛋白质的原料，而不是提供抗体本身，其增强免疫力的作用几乎不存在。 而且医学界也没有证据证明牛初乳能提高人的智力。甚至没有任何权威机构或专家能够拿出足够的证据表明，牛初乳的营养价值高于牛奶。

婴幼儿奶粉中蛋白质含量应在 10% ~ 20%，过高或过低都不利于健康，严禁用蛋白粉、牛初乳等产品代替母乳喂养儿童。如果想提高免疫力，还得从食物着手。多吃些富含维生素 C 的水果可以预防感冒，可以让孩子吃得花样多些，医食同源才是正确的食疗方向。

初乳性热，体质虚寒的孩子吃了效果相对较好，但内热体质的孩子或者燥热、湿热的天气食用牛初乳就等于火上浇油，又因为牛初乳中的免疫因子压制，孩子的身体就好比火上的高压锅，一旦停用牛初乳，体内内火失去免疫因子的压制，后果不堪设想。

④ 推荐食疗方

益生菌【出生后即可食用】

婴儿脱离母体后，只有稳定和提高自身的消化吸收能力，才是正确的提高免疫力的方法。益生菌的主要作用是帮助孩子建立健康的胃肠道环境，以促进营养物质的消化吸收，还可以补充 B 族维生素。高纯度的益生菌（每克达到 100 亿个以上）对过敏体质的治疗也非常有帮助。

原料 国内益生菌品种有十几种，生产批准文号是 J 字头的可以在一些母婴用品店、超市买到，Y 准字头的则必须在药店或医院购买。

用法 免疫力低下的孩子最好在营养医生的指导下连续食用 2～3 个月，特种益生菌一般不会连续服用 6 个月以上。不建议用高于体温的热水冲食益生菌。不要与抗生素类药物同时食用（会降低药效）。腹泻时不要空腹食用，否则会造成越吃越拉的情况。

♥ R妈提示

婴儿用双歧杆菌、短双歧杆菌、保加利亚乳杆菌等菌种的比例和纯度是有严格规定的，不建议给孩子食用成人的乳酶生、健胃消食片，否则容易造成孩子胃肠功能紊乱。

鳝鱼（泥鳅）羹【8个月以上适用】

原料 黄鳝1条或泥鳅2～3条，淮山（铁棍山药）1/2根，薏米100克，芡实50克。

做法

❶ 泥鳅或鳝鱼要先用清水养几天，让其吐下泥沙、杂物，做之前用粗盐抓去体表黏液，切成段。

❷ 将薏米、芡实提前浸泡几小时，淮山切片，与黄鳝或泥鳅（泥鳅比黄鳝食疗效果稍微差一些）同炖。

用法 500克泥鳅大概能做出600～800毫升汤水，给孩子1日2次适当饮用。

中医认为黄鳝性温味甘，具有补中益气、补肝脾、除风湿、强筋骨等作用。民间有"小暑黄鳝赛人参"的说法，小暑前后1个月的鳝鱼最滋补，可以预防夏季食物不消化引起的腹泻和夏季暑湿，对小儿先天不足导致的免疫力低下也有很好的补益作用。最好取野生黄鳝，做法以炖煮为佳，不宜吃得太油腻辛辣。

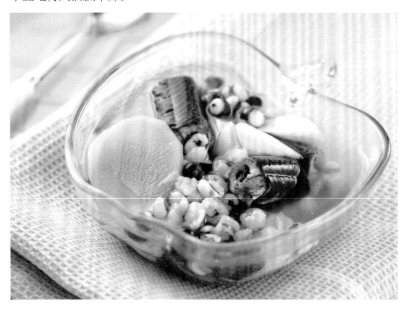

香菇菱角粥【1岁以上适用】

原料 小米正常煮粥量，薏米 100 克，菱角 4 个，干香菇 2 朵。

做法

❶ 薏米浸泡后放入冰箱冷藏，炖煮时间会大大缩短。

❷ 根据孩子的咀嚼和消化能力将香菇切成末或丁（水发干香菇比鲜香菇营养素吸收利用率更高）。

❸ 菱角剥开，洗净，切成末或丁。

❹ 以上所有原料同煮至黏稠即可。

用法 作为主食食用。

R 妈提示

　　此粥可滋阴养血、除湿散寒、提高免疫力。"八月菱角脆生生"，菱角营养丰富，含有丰富的淀粉、蛋白质、葡萄糖、不饱和脂肪酸及多种维生素，又容易消化吸收，具有健脾养胃、补肾养血之功效。古人认为多吃菱角可以补五脏，除百病，还可轻身。所谓轻身，就是有减肥健美作用。

第 19 节
出牙不适

1 影响出牙时间的主要原因

　　孩子什么时候出牙，一方面看妈妈在怀孕期间的补钙情况（这一因素占 30%，孩子出生时牙槽基本都长好了）；另一方面要看遗传（遗传的因素至少占 50% 以上），这点可以问问爷爷奶奶、姥爷姥姥、爸爸妈妈小时候是怎样出牙的（如果爸爸妈妈小时候出牙晚，孩子也可能出牙晚）；剩下的 20% 才是摄入和吸收钙的情况。所以多数情况下，孩子出牙早一些、晚一些都正常，2 岁前后基本都会出 20 颗牙。妈妈们担心的重点不应该是出牙早晚的问题（不出牙是绝对不可能的），而是怎样帮助孩子缓解出牙不适。

2 怎样帮助孩子应对出牙不适

　　孩子一出牙妈妈的烦恼就来了——哭闹、哼唧、呕吐，甚至发热、咳嗽、腹泻，总之是不舒服。长过智齿的妈妈都知道，出牙是非常难受的，肿胀、疼痛，正所谓"牙疼不是病、疼起来要人命"。而很多父母在孩子发生以上问题的时候都忽视了出牙不适这个关键问题，而认为是孩子免疫力低下导致的发热、腹泻、呕吐。有的新手父母不知道孩子到底怎么了，是不是吃得不对了，需要不需要打针吃药……弄得六神无主、惊慌失措、疲惫不堪。

　　唉，都是出牙闹的！硬硬

> **R 妈提示**
>
> 　　出牙时孩子正处于口唇敏感期，喜欢以口唇接触、感知世界，见到什么都想咬。稍微硬点儿的东西，只要安全卫生（一定要消毒好）都可以给孩子。不过不建议给孩子牙胶，什么味道都没有，还会导致孩子味觉错位。

的牙齿要突破皮肤黏膜、毛细血管和肌肉组织长出来，一个要长，一个不让长，抵抗力弱的孩子当然就会表现出各种各样的症状。有的孩子白天懒懒的，半夜哭闹，反应严重的还会出现发热、呕吐、腹泻、咽喉红肿等症状（多见于先天不足、抵抗力差的孩子）。也有什么症状都没有的孩子，该吃该喝该玩一点儿没耽误，不过这样的孩子太少见了。

这个时候可以给孩子一些磨牙食物，比如黄瓜条、熟胡萝卜条、莴笋条、硬的大块苹果、去掉玉米粒的玉米棒（主要是为了避免孩子误食玉米粒卡住）、粗粮饼等，不但可以刺激孩子的味觉，磨薄阻挡出牙的口腔黏膜和肌肉组织，帮助快速出牙，对孩子的大脑发育也有益处。

反应不严重的孩子，可以喝些小米粥油，目的是不刺激胃肠黏膜，保护好后天之本——脾胃。吸收好是一切的根本，新手父母们不要本末倒置。弄坏了孩子的胃，孩子吃什么都不吸收，就等于身体没有了后备军，这仗没法打下去。

同时可以给孩子吃些增强抵抗力的食物：大蒜粥（虚寒体质），香菇粥（内热体质），富含维生素C的水果和蔬菜。如果孩子实在闹得厉害，南方很多地区有卖肥仔水的，主要成分是从生姜和小茴香等天然辛温食材中提取的，对孩子出牙不适安全有效，不妨一试。成长本身就是痛苦的，小小的出牙，对新手父母和孩子来说都是一次必须经历的挫折教育。

3 推荐食疗方

小米粥油【出生后即可食用】

原料 小米正常煮粥量，水适量。

做法 小米加水，小火熬至黏稠，稍微冷却后表皮凝结的一层胶状物质即为粥油。

R妈提示

小米粥油除了能缓解出牙不适，还可暖胃健脾、除湿、镇静安眠。

用法 小婴儿每天喂一小勺即可，大一些的婴儿可作为辅食添加。

大蒜粥【6个月以上、虚寒体质适用】

[原料] 大米（其他谷物亦可）正常煮粥量，大蒜4～6瓣。

[做法] 将大米与蒜瓣（不拍不切，预防辣味溢出）清洗干净，小火熬至黏稠。

[用法] 可作为主食吃。

♥ R妈提示

　　大蒜素提高免疫力、抗病毒功效十分显著。此粥煮熟后十分香糯，无辣味，可提高免疫力，适合虚寒体质的孩子。

香菇大米粥【6个月以上、内热体质适用】

[原料] 大米（其他谷物亦可）正常煮粥量，香菇4～6朵。

[做法]

❶ 将香菇用水泡发，清洗干净，去根，切成小块。

❷ 与大米一起熬至黏稠。

[用法] 10个月以上的孩子喝粥、吃香菇，10个月以下的孩子只喝粥。

香菇性平味甘，能减轻胃肠负担、促进食欲、提高免疫力。香菇中的麦角甾醇经过日光照射可转成维生素D，有助于骨骼和牙齿的生长，对贫血、呼吸道黏膜炎症都有消炎镇静的功效。

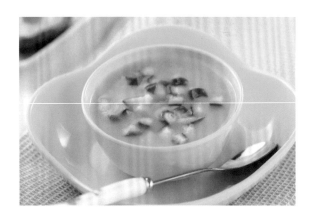

第 20 节
受　惊

1 受惊的主要表现

小儿神经系统发育尚不完善，放炮、小狗叫或追、似睡非睡的时候有突然的声音、白天玩得太兴奋、生人来往比较多等原因都有可能导致孩子受惊。受惊主要有以下表现：

■ 睡眠不安，很轻微的动作就会使孩子醒来；

■ 有时好像是给什么吓醒一样，全身一抖就醒了，然后就突然大哭；

■ 眼睑半睁半闭、眼球晃动频繁或呆滞；

■ 小手紧扣（正常是时松时紧）；

■ 舌头不贴紧上牙膛，或者手心蹦蹦地跳；

■ 头部青筋暴露或者鼻子上部、两眼之间的位置发青等。

2 食疗重在补心安神

孩子受惊，食疗要多考虑补心安神的食材：小米、西米、牛奶、百合、灵芝、红枣、猪心、酸枣仁、茯苓、莴苣汁、鹌鹑蛋、牡蛎、鳗鲡、龙眼、桑葚、葡萄、核桃、莲子、芝麻、银耳、枸杞、黄鱼等。6 个月以下的孩子可以食用柠檬水、小米粥油、红枣枸杞水等食疗方，香蕉也可以吃半根；6 个月以上的孩子可以吃绿豆莲子粥，猪血、百合、龙眼、藕、虾、蛤蜊、心肝类食物也比较有效果。

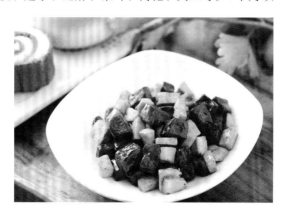

3 推荐食疗方

酸枣仁茯苓水【出生后即可食用】

原料 酸枣仁5克，茯苓10克。

做法 将酸枣仁、茯苓放入瓷锅中，用水煮10分钟即可。

用法 每日当饮用水温服。

酸枣仁性平味甘酸，能补血养肝、益心安神、敛汗（盗汗的孩子可用）；茯苓性平，甘淡无味，能宁心安神。以上两种食材药店有售，自己买回家煮最好，不要买超市里售卖的。如果买，最好选择不添加任何人工添加剂的产品。容易受惊的孩子平时也可以吃点茯苓夹饼。

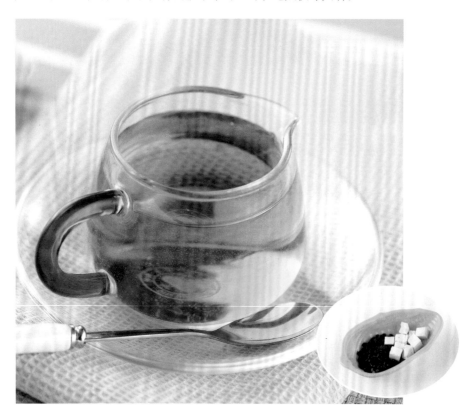

山药桂圆粥【8个月以上适用】

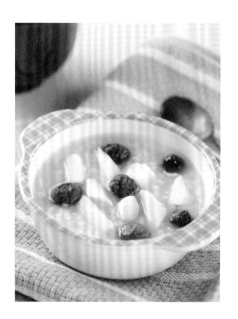

原料 大米正常煮粥量，山药 1/3 根，桂圆 10 个。

做法

❶ 山药去皮，切成小片或小块（孩子年龄越小越要切得细碎）。

❷ 桂圆去壳，剥出桂圆肉，切成小块。

❸ 将山药、桂圆与大米同煮成粥。

用法 可作为主食吃。

此粥清甜滋润、养血安神。山药与红枣、桂圆与莲子搭配也可以。

清蒸黄花鱼【8个月以上适用】

原料 黄花鱼 1 条，葱、姜、料酒、盐适量（1 岁以内不加盐）。

做法

❶ 将葱、姜切丝，鱼洗净起五脏，撒上料酒和盐。

❷ 鱼腹中放入葱丝、姜丝，上锅蒸 8 分钟即可。

用法 作为日常饮食中的主菜给孩子食用。

R 妈提示

崔禹锡《食经》记载："石首鱼主下利，明目，安心神。"石首鱼即黄花鱼，黄花鱼鲜嫩无刺，非常适合婴幼儿食用。

桑葚枸杞膏【10个月以上适用】

原料 桑葚 10 克，枸杞 10 ~ 15 粒，大枣 4 ~ 6 个，冰糖适量。

做法

❶ 大枣去皮、去核，与桑葚、枸杞一起放入料理机中打碎。

❷ 加水及冰糖同煮，溶化成膏即可。

用法 睡觉前服用，吃时冲水或拌粥均可。1 岁以下每日食用 5 克，1 ~ 3 岁每日食用 10 克。体质虚泄的孩子不可食用。

桑葚性味甘寒，具有补肝益肾、滋液的功效，但不可多吃，容易导致腹泻；枸杞是一味药食兼用之品，安神的同时可提高免疫力，但也不可多食；红枣可安神，同时补铁补锌（国外有资料证明睡眠不安和锌缺乏有关）。

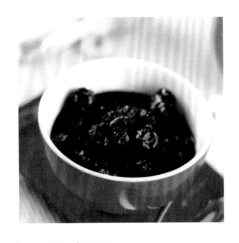
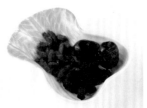

杏仁糯米粥【10个月以上适用】

原料 糯米正常煮粥量，甜杏仁 10 克，冰糖适量。

做法

❶ 甜杏仁加水用搅拌机打成浆。

❷ 与糯米同煮至黏稠后加冰糖食用。

用法 此粥可清心安神、开胃润燥，可作为主食给孩子吃。

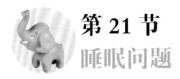

第 21 节
睡眠问题

❶ 睡不好多因心火肝热

在本书的第 2 章我们已经介绍过，睡眠不好的孩子大多是因为心火肝热，可以根据孩子的体质，采用清心平肝的办法进行调理。

（1）不过饱

中医讲"胃不和则寝不安"，因为脾胃晚上也需要休息，晚上吃得过多、过饱会加重脾胃的负担，扰动脾胃的阳气，从而影响睡眠。因此，晚餐宜吃七八分饱，并且尽量清淡，以顾护脾胃清阳之气。

（2）不过动

电视、音响等电器本身的辐射会干扰人体的自律神经，因此，睡前半小时不宜做剧烈运动、看电视、嬉闹玩耍。

（3）不过点

中医哲学主张天人合一，认为人是大自然的组成部分，人的生活习惯应该符合自然规律。把人的脏腑在 12 个时辰中的兴衰联系起来看，环环相扣，十分有序：从亥时（晚上 9 点）开始到寅时（次日凌晨 5 点）结束，是人体细胞休养生息、推陈出新的时间，也是地球旋转到背向太阳的一面。阴主静，要有充足的休息才会有良好的身体状态。婴幼儿晚间的睡眠时间和质量直接影响其长大后的气血水平和健康状况，最佳睡眠时间是晚上 9 点至次日早晨 5 ~ 6 点，最晚不能超过晚上 11 点，晚上 11 点之后胆经开、阳气动，孩子容易精神而睡不着，且极易耗损肝胆之气。因此，睡觉多的婴儿长得胖、长得快，爱闹觉的孩子发育相对比睡眠好的孩子缓慢。在农村生活的孩子成年后整体气血水平要比在城市生活的孩子高，原因之一就是没有太多干扰，夜晚睡眠比较早，睡眠质量好。

（4）清天河水

天河水属逆心包经，心火肝热的孩子可以用清天河水的办法调理。清天河水只能用左手，从手腕向胳膊内侧方向推，力度和羽毛拂过一样。保健每日100下，退热3岁以内每日200下，3岁以上每日300下。症状减轻或消失即可停止，时间过长或次数过多容易导致心气亏虚。

每晚睡觉前用热水泡脚，白天上午的时候可以和孩子做拍手游戏，这些方法都简单有效。

② 清心平肝饮食宜忌

（1）红色食物多入心经

心之气血实的孩子可以选择摄入红色凉性食物，如西红柿、草莓（不要农药过多的，会消耗胃阴导致阴虚火旺情况加重）、蔓越莓、西瓜、红豆等。

心之气血虚的孩子可以选择红色温补食物，如红枣、桂圆、枸杞、荔枝、龙眼、桂圆、樱桃等。

（2）绿色食物多入肝经

肝之气血实的孩子可以多选择绿色食物，如绿豆（绿豆比红豆温和一些），芹菜、荠菜等绿叶蔬菜，蘑菇，葡萄干（一定要泡水，直接吃太甜，伤脾）等水果。绿豆乃养肝之谷，可以解百毒，建议病后恢复时适当食用（脾胃虚寒、阳虚和腹泻者忌食）。

肝之气血虚的孩子则可多用补脾胃的黄色食物养肝固气，如胡萝卜、各种五谷杂粮（五谷为养，可滋补五脏、固本培元）、双芽水、金桂花陈皮甘草茶（桂花性温入肝经、脾经）等调和五脏、温养脾胃。

养肝宜吃：细软、易消化的食物，维生素丰富的食物，含适量蛋白质的食物。

■ 柿子性寒味甘涩，所含维生素及糖分高出一般水果1～2倍，可以养肺护胃、清除燥火，经常食用能够补虚止咳、利肠除热。

■ 菊花、薄荷、柠檬、芥蓝、甘蓝菜等食物富含矿物质，特别是钙、镁含量高，宁神降火功效神奇。

■ 苦杏仁：具有止咳平喘、润肠通便、润肺脾等功效。

■ 枇杷叶：有助于清肺解暑、化痰止咳、和胃降逆。

■ 百合：性平味甘微苦，可润肺止咳、清心安神。

养肝忌吃：高能量食物，如红肉、鸡蛋、乳制品、糖类等，能量高，易增加胆固醇，不利于心脏呼吸到充足的氧气，所以要减少摄入。茄属类植物，如辣椒、茄子、土豆，也不利于心脏呼吸到充足的氧气，应尽量少吃。橘子、杧果、榴莲、荔枝吃了容易上火，也应少吃。

♥ R 妈提示

夜啼的孩子，大人可以用一小撮绿茶放口内嚼碎，用布包好，每晚睡前敷小儿肚脐，次日晨揭去，连用3天，有奇效。

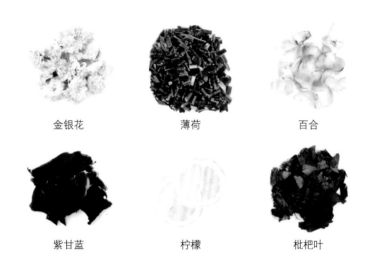

金银花	薄荷	百合
紫甘蓝	柠檬	枇杷叶

3 推荐食疗方

白糖拌西红柿 【6个月以上适用】

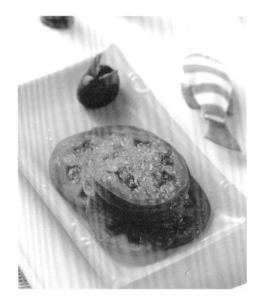

原料 西红柿1个，白砂糖适量。

做法 西红柿洗净、去皮，切片盛盘（给1岁以内的孩子吃应该把西红柿切碎些），洒上精幼白砂糖。

用法 可作为正餐配菜或加餐给孩子吃。此方法对缓解口腔溃疡也很有帮助。

西红柿不可空腹食用。心火肝热的孩子还可以多吃些柚子，柚子不但营养价值高，而且还具有健胃润肺、补血、清肠利便等功效。

荸荠白萝卜粥 【8个月以上适用】

原料 大米正常煮粥量，荸荠2个，白萝卜1块。

做法

❶ 荸荠、白萝卜去皮、切丁。

❷ 大米煮成粥后放入荸荠丁和白萝卜丁，同煮5分钟即可。

用法 可作为正餐主食食用。

草莓绿豆粥【10 个月以上适用】

原料　糯米正常煮粥量，绿豆一小把，草莓 3 个，白糖适量。

做法

❶ 绿豆除去杂质，淘洗干净，用清水浸泡 4 小时。

❷ 草莓择洗干净，切成碎粒。

❸ 糯米淘洗干净，与泡好的绿豆一起放入锅内，加入适量清水，用旺火烧沸后转小火煮至米粒开花、绿豆酥烂。

❹ 加入草莓、白糖搅匀，稍煮一会儿即成。

加点儿莲子去心火效果也不错。

用法　可作为主食给孩子吃。此粥不仅色泽鲜艳、香甜可口，而且可清热祛火。

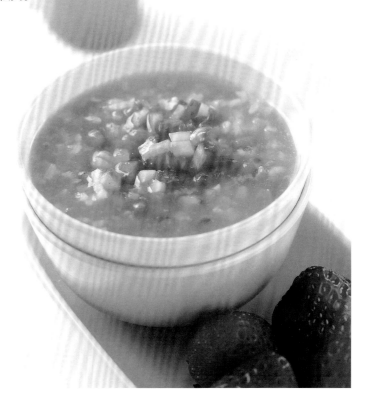

百合绿豆汤【10个月以上适用】

原料 绿豆、新鲜百合各适量。

做法

❶ 绿豆提前浸泡24小时；百合洗净，撕成片。

❷ 将绿豆和百合放入锅中，加水煮成汤。

用法 可作为饮用水给孩子喝。

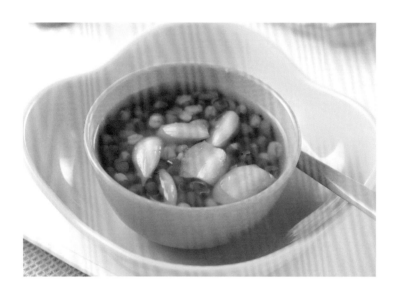

R妈提示

绿豆有清洁皮肤的作用，其提取物中的牡蛎碱和异牡蛎碱有很好的洁净保湿效果；绿豆还能改善色斑、清热解毒、维持皮肤弹性。百合含有多种营养物质，能促进机体的营养代谢，使机体抗疲劳能力增强；还能清除体内的有害物质，延缓衰老。

清心平肝凉茶【1岁以上适用】

原料 六一散20克，茅根30克。

做法 将六一散和茅根一起煎煮。

用法 给孩子当凉茶喝，可以清暑气。

R妈提示

如果孩子肠胃功能比较好，也可以用勾藤（10克）+淡竹叶（10克）煎煮当凉茶喝，可以清心平肝。

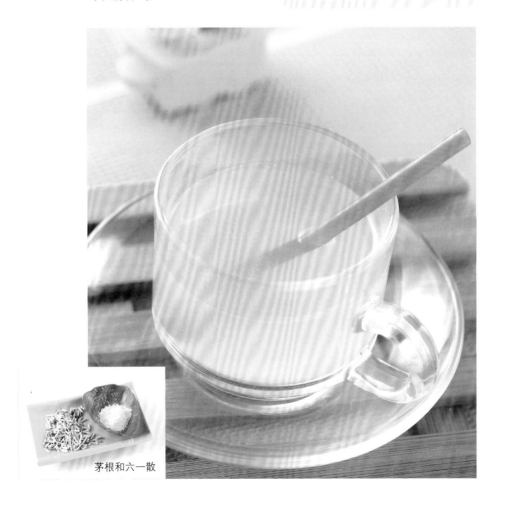

茅根和六一散

第 22 节
眼干、眼涩、眼屎增多

1 肝气通于目

"肝气通于目，肝和则目能辨五色矣"。肝的病变往往影响眼睛，如：肝血不足，则两目干涩，视物不清或夜盲；肝经风热，可见目赤痒痛；肝火上炎，可见目赤生翳；肝阳上亢，则头目眩晕；肝风内动，可见目斜上视等。多吃白菜、菠菜和鸭血可疏肝养肝。摄入一些酸味食物，如山楂、山萸肉（中药房购买）、枸杞等也具有保肝敛肝之功效。多食用米醋，除了益肝还可以预防感冒。

2 推荐食疗方

葡萄干水【4个月以上适用】

原料 葡萄干，1岁以下每日10粒以下，1～3岁每日20粒以下，3岁以上每日30粒以下。

做法 将葡萄干放入杯中，用1000毫升开水焖泡10分钟即可。

用法 可作为日常饮用水，也可以煮粥、冲奶等（小婴儿不建议直接食用葡萄干）。葡萄干温补肝肾、理气和胃，性极平和，尤其适用于肝木疏泄不及的春季和冬季保健饮用，出疹时（手足口病等）每日饮用葡萄干水最保平安。

R 妈提示

《本草纲目》记载，葡萄北方以之补肝肾，南方以之稀痘。预防也可以服用，手足口病流行期间可坚持每日服用，心火肝热的孩子也建议每日定量摄入葡萄干水。切记是食用葡萄干水，不是直接食用葡萄干。

鸭血粉丝汤【1岁以上适用】

原料 鸭血（或者鸭肝、鸭杂）、粉丝、葱丝、姜丝、虾米、香菜、盐、香油适量（根据孩子的辅食添加情况，也可以增加适量生菜或豆芽、豆皮等）。

做法

❶ 鸭血切条或切小块，粉丝提前泡好、切小段，香菜洗净、切末。

❷ 锅内放水，水烧开后加入虾米。

❸ 汤煮好后放入鸭血条（或鸭血块）和粉丝，滚2～3分钟后关火。

❹ 点入香菜末、盐、香油，搅拌均匀即可出锅。

用法 可作为正餐配汤给孩子吃，对肝血不足、总揉眼睛、贫血的孩子有食疗作用。

胡萝卜炒果仁【1岁以上适用】

原料 胡萝卜1根，洋葱1/2个，豌豆、南瓜子、葵花子、松子各一啤酒瓶盖量，植物油、盐适量。

做法

❶ 胡萝卜洗净切丁，洋葱去外皮洗净切末，豌豆洗净。

❷ 南瓜子、葵花子、松子去皮，用刀背碾碎备用。

❸ 锅内倒入植物油烧热，下洋葱末煸炒出香味，然后放入胡萝卜丁、豌豆翻炒。

❹ 放入盐调味，搅拌均匀后放入碾碎的坚果仁翻炒均匀即可。

用法 可作为正餐主菜给孩子吃。

R妈提示

胡萝卜中含有大量的β-胡萝卜素，不仅能增强机体的免疫力，还可以补肝明目、通便、促进生长发育，适合患有干眼症、夜盲症或营养不良、食欲不振、皮肤粗糙的孩子食用。和油脂在一起烹调，能够大幅度提高维生素A的吸收利用率。

枸杞海带饭【1岁以上适用】

原料 枸杞、干海带、胡萝卜适量，大米正常煮粥量，橄榄油一小勺。

做法

❶ 干海带用水泡软，切碎；胡萝卜去皮，切碎备用；大米淘洗干净。

❷ 海带、胡萝卜与枸杞、大米、橄榄油放入电饭锅内蒸熟即可。

用法 可作为正餐主食给孩子吃。根据孩子胃肠功能可以变化为粥和汤，有养肝明目、舒缓眼部肌肉的功效。

♥ R妈提示

　　枸杞和胡萝卜都含有丰富的胡萝卜素，与油脂结合转化为维生素A，对视力保健和黏膜免疫以及钙的吸收利用都非常有好处；海带性味咸寒，具有清热软坚的功效，能抑制春季眼睛过敏的炎症并放松眼部肌肉。

绿豆马齿苋汤【1岁以上适用】

原料 绿豆、马齿苋适量，蒜两瓣，瘦肉丁少许，橄榄油、精盐少许。

做法

❶ 绿豆洗净，提前浸泡24小时，放入煲内煮约15分钟。

❷ 放入马齿苋、瘦肉丁、蒜瓣煮1～2小时至瘦肉软熟，放入橄榄油、精盐调味即成。

用法 可用作正餐的配汤，清热解毒。

还可做马齿苋包子、马齿苋荠菜粥、马齿苋炒鸡蛋、马齿苋芡实瘦肉汤等。

第 23 节
鼻堵、鼻出血

1 熏鼻缓解法

原料 苏叶、白芷、荆芥各 6 克（5 岁以下酌减），葱白 1 段。

做法 所有材料加入砂锅（忌铁器），加水大火煮开，转小火再煮 5 分钟即可。

用法 用此水熏鼻至微微出汗即可（1 岁以上适用）。
　　对风寒感冒初期的头痛、流清涕、鼻塞有效。海盐包、艾叶水洗澡，在风寒感冒初期、肺功能开始排寒气的时候均适用。水温较高，注意安全。

苏叶

白芷

荆芥

2 推荐食疗方

辛夷花煮蛋【1 岁以上适用】

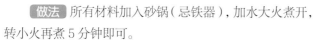

原料 鸡蛋 1 个（鸽子蛋更好一些，2 个），辛夷花 5 ～ 10 克（1 ～ 3 岁每日 5 克，3 岁以上每日 10 克）。

做法

❶ 将鸡蛋煮熟，剥去外壳，刺数个小孔待用。

❷ 将辛夷花放入砂锅中，加清水两碗，煎至剩汤一碗。

❸ 将鸡蛋放入药汤中煮沸片刻即成。

用法 喝汤吃蛋。1 ～ 3 岁建议每日最多吃 1 个鸡蛋，吸收利用率最高。

　　辛夷花祛风通窍、止脓涕、祛头痛、滋养扶正，民间常用以治疗风寒头痛、慢性鼻炎、鼻塞不通等症。但有极少数宝宝对辛夷花过敏，建议先食用一汤匙汤汁，4 小时后无过敏反应再全部服下。

茅根甜藕汤【1岁以上适用】

原料 莲子20克，白茅根、牛蒡子、地骨皮各5克，莲藕或藕粉适量，银耳1小朵，冰糖或黑糖适量。

做法

❶ 将白茅根、牛蒡子、地骨皮洗净后放入砂锅，加600毫升水煮开。

❷ 转小火熬至剩300毫升左右，去药渣备用。

❸ 莲藕洗净，切小块；莲子洗净，对切；银耳切碎，与莲藕和莲子同入砂锅，加药汁及1000毫升水煮开。

❹ 转小火煮至莲藕软烂，加入冰糖或黑糖溶化即可（不可加白蔗糖或者白砂糖）。

用法 可作为加餐给孩子喝。

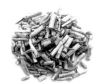

白茅根

牛蒡子

地骨皮

♥ R妈提示

　　许多患有过敏性鼻炎或者慢性鼻炎的孩子，因为鼻子长期处于发炎状态，鼻黏膜红肿充血，上面细小的微血管经常因为温差的变化或鼻子干痒而被抓破，造成鼻出血。中医认为这是血热导致血不循经而行所致，可以用一些清热凉血的食材和药物调整，莲藕、藕粉就是很好的清热凉血食物。

第 24 节
尿床（尿频）

尿床（尿频）的原因

一般来说，孩子在 3 ~ 4 岁开始控制排尿，如果 5 ~ 6 岁以后经常尿床，如每周 2 次以上并持续 6 个月，医学上就称为"遗尿症"。有很多原因可以导致遗尿症的发生，也可为多种因素共同作用的结果。

（1）脑神经递质功能紊乱

脑神经递质是大脑中枢兴奋传导的介质，不同脑神经递质控制不同的兴奋传导，其中 5-HT（5-羟色胺）、GLu（谷氨酸）分别控制神经内分泌系统神经元的可塑性及大脑发育等，这两种递质功能紊乱会导致遗尿症的发生。

（2）心理因素

亲近之人突然离开、父母吵闹离异、母子长期隔离或恐惧受惊，均可导致遗尿。另外，有些孩子在婴幼儿期没有养成控制排尿的习惯，一旦尿床便遭责骂，精神总处于紧张状态，使遗尿症经久不愈。

（3）遗传因素

研究显示，如果父母双方幼年时均有遗尿症，子女发病率约为 77%；如果父母双方有一人幼年时遗尿，子女发病率约为 44%；如果父母双方幼年时均无遗尿者，子女发病率约为 15%。

（4）功能性膀胱容量减少

用膀胱内压测量方法研究遗尿儿童，发现这些儿童的膀胱容量比正常儿童少 50%，这主要是因为小时候把尿过勤造成的。

（5）睡眠过深

遗尿的孩子夜间睡眠都较深，不易被唤醒，即使被唤醒也是迷迷糊糊的，因此，夜间唤醒其排尿相对比较困难。睡眠过深，不能接受来自膀胱的尿意觉醒，使之发生反射性排尿，形成遗尿。

（6）受凉

大部分突然发生的夜间遗尿，或白天拉拉尿（多次少量，无知觉地尿又尿不出来多少的情况）多数是因为孩子腹部或脚底受凉引起的。很多孩子因为脏腑燥热，习惯光着脚到处跑，可能在室内没有问题，但是到水泥地或者瓷砖地的时候，温度突然变化，刺激膀胱收缩会导致拉拉尿。另外，节气变化，夜晚增减被褥不及时，或孩子睡觉来回翻、不盖被子，也容易导致腹部或脚底受凉。

2 推荐护理方

以上几种情况，原因比较复杂，需要家长辨证，下面推荐的护理方法主要针对第6种情况（腹部或脚底受凉）。对其他原因有帮助，但效果相对较弱。

（1）生葱白敷肚脐

原料：生葱白1/2根。

用法：将生葱白捣烂，每晚睡前用布包好，敷在宝宝的肚脐上，次日晨揭去。连用3～5日，可治愈。

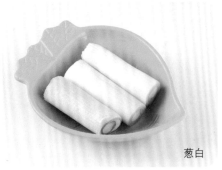

葱白

（2）小茴香花椒海盐包

原料：小茴香10克，花椒10克，海盐500克。

用法：将上述3种食材炒热到37℃～40℃，包在纱布里热敷孩子腹部20～30分钟。

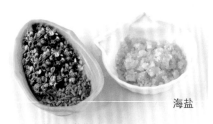

海盐

小茴香、花椒

第 25 节
益智健脑

1 健脑食物大盘点

- 多吃鱼头可以使孩子更聪明，这是妈妈们都知道的。因为鱼头含有蛋白质、氨基酸、维生素和大量微量元素，对补五脏、健脑益智有很好的效果。
- 猪肝、鸡肝、鸭肝等肝类食物有养血补肝、健脑益智的功效。
- 牛肉具有健脾益胃、健脑益智的功效。
- 鸡肉可以温中益气、健脑补脑。
- 鸭肉具有滋阴养胃、利水消肿、健脑补脑的作用。
- 骨髓可以补肾壮骨、补益脑髓。
- 大虾和海参含有蛋白质、脂肪、钙等成分，具有补肾益精、健脑益智的功效。

2 推荐食疗方

枸杞核桃粥【10个月以上适用】

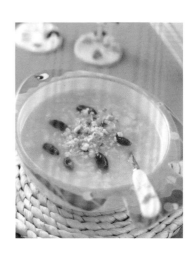

原料 大米正常煮粥量，核桃仁 20 克，枸杞 5 ~ 6 粒。

做法

❶ 核桃仁压碎，与大米同煮成粥。

❷ 加入枸杞焖 5 分钟即可。

用法 可作为主食给孩子吃，可滋肝养肾、益智健脑、提高机体免疫力。

清蒸三文鱼【10个月以上适用】

原料 三文鱼少许，葱、姜、蒜、盐、生抽、食用油适量（1岁以内不加盐和生抽）。

做法

❶ 将三文鱼均匀地撒上少许盐，腌制30分钟，沥干。

❷ 姜、蒜切丝，铺到鱼肉上。

❸ 三文鱼装碟，水开后放进锅里大火蒸8～10分钟取出。

❹ 葱洗净切丝，铺到鱼上，均匀地滴上适量生抽。

❺ 热锅，倒入少量油，等油冒烟后迅速倒在葱上即可。

用法 可作为正餐主菜给孩子吃。

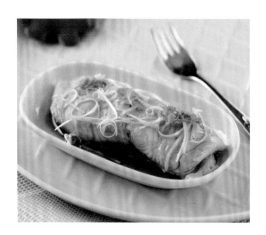

R妈提示

　　孩子在10个月以后可以适量添加新鲜的鱼肉了，尽量选择远离人群、无小刺、肉质细嫩的海鱼，比如深海鳕鱼、鲷鱼、鲽鱼、三文鱼、黄花鱼和白仓鱼等。其他做法比如三文鱼豆腐汤、鱼肉丸子（做好后冷冻起来，每天吃几个）、鱼肉拌饭等味道也非常棒。

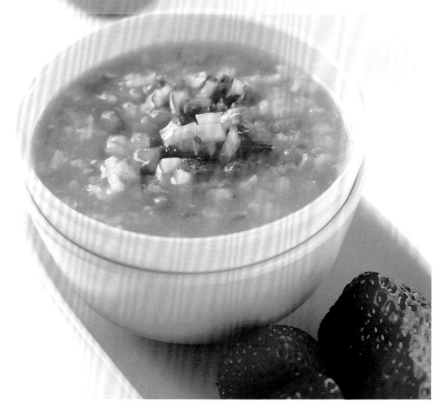

第 4 章

小儿常见病食疗及护理

第1节
感　冒

1 风热、风寒大不同

感冒绝大多数是因为六邪入侵身体导致的，或寒或热，或风或燥，或湿或暑，原因不一样，食疗的方向也大相径庭。

（1）风热感冒的基本症状

风热感冒一般是由于上火引起，婴幼儿感冒大多数都属于风热感冒。有的妈妈认为冬天大部分都是风寒感冒，这是错误的。除非孩子受凉了，否则很少会患风寒感冒。

前文谈过婴幼儿的生理特点是三不足两有余：肝常有余，心常有余，但脾常不足，这就导致了心火生脾土，心火过旺则催动脾胃加快运化，脾胃乃生痰之器，肺乃储痰之器；脾土又生肺金，过旺的脾胃如果运化不了摄入的食物，必然造成咳嗽痰多。五行相生相克，中医说内热外感，指的就是这个过程，所以一般风热感冒中医使用的都是清热解毒、定惊安神的温和小药。

（2）风寒感冒的基本症状

如果孩子是风寒感冒，用清热解毒、定惊安神的温和小药可能就会出现呕吐的情况，因为风寒感冒本来就是受凉引起的，用寒性的药物可能就会引起肠胃不适。

喉咙痛并不是区分风热感冒和风寒感冒的关键，风寒感冒很多时候也会引致喉咙痛。同样的，咳嗽、流涕和发热也不能作为这两种感冒确诊的依据。如果家长不能区分，建议找专业人士确诊。

不要同时进行西医治疗和中医治疗，这是两种不同的治疗体系。西药和中药一起吃，效果互相影响，不仅达不到治疗的目的，还容易引起孩子不舒服。药物的功效绝对不是通过累加达到的！

喂药也是一种学问。中药基本都是苦的，所谓良药苦口。现在很多中药都可以制成粉状，方便患者冲服。这种粉状的中药，最好的办法就是调成糊状喂下去，然后赶紧给孩子喝点水，压下去，一般孩子都不会吐，药效也能得到较好的发挥。如果孩子因为不愿意吃而吐掉，应把吐出的量补上，不应该放弃。毕竟，药物是有计量要求的，没吃够量等于白吃。

服药前可让孩子喝些热粥或热汤，使其微微出汗，以助药力发挥。一般不建议婴幼儿空腹服用中药，以免损伤胃气。

风热感冒、风寒感冒症状对照表

感冒类型	症状表现			治疗方法
风热感冒	喉咙痛通常是第一个症状	黄色或带黑色的痰；舌苔带点黄色或是白色的；舌体比较红	浓鼻涕，通常为黄色	便秘，身热，口渴	风热感冒首先就是要通便，再配合清热解表的食物和药物，通常很快见效。除了中医开的药，食疗推荐清热的藕粉、绿叶菜、绿豆粥、白萝卜等食性清热偏凉的食材
风寒感冒	喉咙痒	咳嗽，稀白痰；舌无苔或有薄白苔	鼻塞；清鼻涕（有的开始不流涕，喝点热开水开始流清涕），白色或稍微带点黄	恶寒重，发热轻，无汗，口不渴或喜热饮	中医常选用麻黄、荆芥、防风、苏叶等解表散寒药，治法以辛温解表为主。食物主要以葱、姜、蒜、淡豆豉、红糖等辛热驱寒食性为主

② 内热体质容易感冒

我国大部分地区由于气候的原因，很多孩子都偏内热体质。内热体质又可以细分为燥热和湿热两种。所谓湿热，即通常所说的水湿，有外湿和内湿之分。外湿是由于气候潮湿或涉水淋雨或居家潮湿，使外来水湿入侵人体而引起；内湿是一种病理产物，常与消化功能有关。

中医认为脾有运化水湿的功能，若体虚、消化不良或暴饮暴食，吃过多油腻、甜食，脾就不能正常运化而使水湿内停；且脾虚的人也易招来外湿的入侵，外湿常困阻脾胃，使湿从内生，所以两者是既独立又关联的。

所谓热，是一种热象，湿热中的热是与湿同时存在的。或因夏秋季节天热湿重，湿与热合并入侵人体，或因湿久留不除而化热，或因阳热体质而使湿从阳化热。

湿热体质在婴幼儿身上最直观的表现就是大便先干后湿，容易长湿疹，舌苔黄，小便黄，厌食。燥热体质的表现与湿热有所区别，大便完全干硬，体内缺水，口渴舌干，舌苔白，小便黄，也是厌食。

内热体质的孩子，在季节交替的时候特别容易感冒、发热，这也就是中医所说的"内热外感"。所以，日常保健中，如果是这种体质的孩子，清火祛湿是最关键的一点，能做到这一点孩子就不容易生病。

3 小感冒完全可以不吃药

有些父母一看到孩子感冒了，马上给孩子吃药，恨不得孩子的病一两天就能好。其实，小感冒只要护理正确（比如饮食清淡，多喝水，注意保暖），不吃药也完全可以痊愈。如果感冒比较重，可以吃些中药，西药尽量能少吃就少吃、能不吃就不吃。当然，这些都是在确诊孩子只是普通感冒、发热的前提下的处理建议。如果经过检查确诊是支原体引起的感冒、发热，还是要使用抗生素治疗（如果必须使用抗生素，应该由专业医师开具处方）。

普通感冒一般是由病毒引起，病程5～7天；若合并细菌感染，症状持续，病程就可能延长，要加服抗生素。有的妈妈害怕药物有不良反应，一见孩子病情好转就立即停药，这是不可取的。

R 妈提示

医院开的药要保证按时服用，药效才能达到最佳效果。时间过短，孩子体内的药还没完全发挥作用，增加的新药会增加肾脏的负担；而间隔时间过长，病毒反复，会产生抗药性，以后的治疗就会很麻烦，这点妈妈们是绝对不能偷懒的。

因为虽然表面上看症状缓解了，但此时如果不继续用药，体内那些没有被杀死的细菌就会起死回生。此时停药不但可能导致细菌耐药，还会使并发症加重。

4　推荐护理方法

（1）艾叶煮水洗澡（风寒感冒适用）

艾叶北方叫艾蒿，可以在中药房买到，端午时节采摘的药性最好。寒证的孩子可以用艾叶煮水洗澡（出生后肚脐长好就可以开始洗了），10 克也就几毛钱。

■ 预防保健用

针对问题	驱蚊，预防湿疹，提高免疫力
用量（干品）	0 ～ 6 个月：10 ～ 20 克；6 ～ 12 个月：20 ～ 30 克；1 岁以上 30 克
使用方法	用纱布包好艾叶干品，加水煮 10 ～ 15 分钟
推荐水温	37℃ ～ 39℃（略高于体温），可与温水调和使用，夏日降温驱蚊解暑无须用温水冲净
沐浴时间	10 ～ 20 分钟即可

■ 风寒感冒用

针对问题	风寒感冒初期、流鼻涕、打喷嚏、风寒性腹泻等辅助治疗
用量（干品）	0 ～ 6 个月：10 ～ 20 克；6 ～ 12 个月：20 ～ 30 克；1 岁以上：30 克
使用方法	用纱布包好艾叶干品，用水煮 10 ～ 15 分钟
推荐水温	40℃ ～ 45℃（高于体温），只有这个水温才能发汗镇静，不可与温水调和使用
沐浴时间	10 ～ 15 分钟。注意沐浴后应擦干身体才能出浴室，两小时内尽量不要出门。沐浴后不要再吹冷风受寒，因为这个时候寒气刚通过毛孔被逼出来，皮肤毛孔尚未关闭，如再次受风或受寒，就达不到艾叶的辅助治疗效果了。需要尽量洗出汗来，寒气才能跟着汗液排出。诀窍是往孩子身上不停地轻轻撩水，同时注意给孩子补温热的淡盐水

■ 皮肤过敏用

针对问题	湿疹、皮炎、幼儿急疹等后期恢复使用
用量（干品）	0～6个月：10～20克；6～12个月：20～30克；1岁以上：30克
使用方法	用纱布包好艾叶干品，用水煮10～15分钟
推荐水温	35℃～37℃（低于体温）
温馨提示	使用艾叶透疹，应在小红点刚刚发出时使用，以使疹子快速发出来，没有发出来以前不要使用

有的孩子看见艾叶煮出来的水黑黑的，有点害怕。这个时候，家长可以先把自己的脚或身体浸泡在艾叶水里，并跟孩子一起边洗边玩，孩子会很快喜欢上带着淡淡的艾叶清香入睡的！家长也可以在寒冷的日子里用艾叶煮水洗澡，预防感冒和风湿等。

一般风寒侵入皮肤腠理初期，洗一次就有效果；寒气入侵到脏腑的，需要连续洗3天；时间较长的老寒腿、风湿腿等，可作为日常保健用。

Q：我的孩子非常容易上火，大便干燥或先干后湿，经常咽喉红肿，手心脚心也较容易发热，睡觉也不踏实，是不是不能使用艾叶洗澡？

A：艾叶本身性辛温，针对寒证解表效果比较好，例如夏季吹空调引起的流清涕、冬季外出免疫力差引起的风寒感冒等。洗澡、泡脚时间应控制在10～20分钟，微微出汗即可。时间太久，药效进入腠理和三焦，势必引起脏腑的一系列连锁反应，火上浇油的事情就会不断出现。

同时，阴虚血热的孩子应慎用艾叶。这种体质的孩子身体原本就处于一种虚热的状态，强行用艾叶促进气血循环和新陈代谢，会导致一系列问题的出现。这种体质应予以滋阴清热的食物，调整平衡后再用艾叶沐浴。

R妈提示

维生素缺乏时免疫功能会下降，此时就不要使用促进新陈代谢的食物和护理产品了（包括用艾叶洗澡），否则会出现类似过敏的症状。

Q： 孩子用艾叶泡澡的时候一直喊痒，在身上挠来挠去，像是过敏了。上次用艾叶洗澡，她也说有点痒，可没有这么严重，而且这回吃了抗过敏的药，效果也不是很好。这是为什么呢？过敏时应该给孩子吃什么食物比较好呢？

A： 艾叶本身是抗过敏的。看了您的描述，请您排查是否是因为维生素缺乏引起的过敏，最近蔬菜、水果是否吃得比较少。艾叶本身具有促进气血循环的作用，身体进行新陈代谢时是需要大量营养素参与的，当营养摄入不均衡的时候，就容易出现一些类似过敏的症状，如身上发痒等，有时程度较轻，有时较重。

另外，很多孩子的过敏在营养学上被定义为假性过敏，例如维生素 A 缺乏引起的糙皮症、B 族维生素缺乏引起的瘙痒症等。如果是这种情况，吃抗过敏的药效果就不理想。假性过敏，首先要保证的是均衡饮食，在均衡饮食的基础上建议搭配食用钙、维生素 C、谷维素，连服 3 日症状即能缓解。如果冬季每天都晒不到太阳或太阳直射时间少于 2 小时，请按照标准剂量加服维生素 A。

（2）解决鼻塞和有痰的好方法

如果孩子感冒好几天了，药也吃了，精神很好，吃饭、睡觉两不误，只是还流黄鼻涕、咳嗽、嗓子里有痰。这时候很多妈妈会很着急，认为孩子吃的感冒药没效果，带孩子去医院打针。其实流鼻涕、咳嗽有痰等症状的延续是因为前期的感冒引起鼻黏膜充血，诱发了季节性鼻炎，并且带动了嗓子里的痰吐不出来，并不是因为感冒还没好。

给孩子吃点化痰的小中药，去药店买一瓶呋麻滴鼻液（6 个月以上孩子适用），用水稀释（水和滴鼻液的比例是 1：1），在清洁孩子的鼻腔以后连续给孩子滴 1～2 天，症状即可缓解。

咳嗽有痰的可以买雪梨，清洗去核，放入少量川贝粉上笼蒸 5～8 分钟，放凉后给孩子吃，每天吃 1 个就可以，保健效果不错。肺热的孩子平时可以给予罗汉果、秋梨膏等清肺热的保健食物。

5 推荐食疗方

三根水【4个月以上适用】

根据寒者热之、热者寒之、虚者补之、实者泻之、燥者润之的原则，风寒感冒应选辛热食材驱寒，风热感冒应选清热祛火的食材泄热。

风热感冒请用凉三根。

【原料】 芦根、葛根、茅根各10克（中药店有售），水500毫升，冰糖适量。

【做法】 芦根、葛根、茅根加冰糖及水煮10分钟即可。

【用法】 以上为1日份，可作为日常饮用水饮用。风热或高热症状缓解后即可停止。

风寒感冒请用热三根。

【原料】 香菜2～3根，白菜根1根，大葱根食指粗细1根，水500毫升。

【做法】 将以上食材小火煮5分钟即可。

【用法】 作为饮料1日1次的量。

有的家长过于急躁，比如在给风寒感冒的孩子调理的过程中，把所能想到的驱寒方法都用一遍：红糖生姜水、热三根、艾叶泡脚、麻油炒鸡蛋、吹风机吹脚心等，结果几小时之后孩子的清鼻涕就转为黄硬鼻涕了（风寒转风热或燥热了），这种过度调整的情况很常见。提示各位家长，适用方法不可累加，而且在实际操作的时候应该根据个体情况斟酌用量。

白果莲子粥【10个月以上适用】

【原料】 糯米正常煮粥量，白果（银杏）5～10克，莲子20克，冰糖5克。

【做法】 将以上食材同煮成粥。

【用法】 作为主食给孩子吃，可滋阴润肺、止咳化痰。海底椰也有同样的效果。

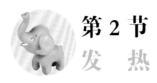

第 2 节
发　热

1 发热是身体的一种自我保护

发热是身体对外来的细菌、病毒侵入的一种警告，是人体的一种自我保护功能。容易发热的孩子只不过对微量的病毒比较敏感而已，这样反而激发了自身的免疫力。父母不要因为孩子偶尔发热就对孩子未来的体质产生质疑，实践证明小时候经常感冒、发热的孩子，长大后身体素质甚至比其他孩子还要好。

2 发热护理要点

孩子发热时父母不必惊慌，可依下列方法做初步处理。

（1）首先要确定体温

把体温计的度数先甩到 35℃以下，以免误测高温虚惊一场。然后把体温计夹在孩子的腋窝处，等 10 分钟以上。体温低于 37℃属于正常体温，37℃～38℃只能算低热，超过了 38℃也别慌，孩子对温度的耐受程度和大人是不一样的，不要认为大人到这个温度会难受得要命，孩子也会这样，哪怕到了 39℃，孩子也许表现得都还挺有精神。孩子发热的时候父母心态一定要放平稳，慌张并不能解决问题，保持镇定是从容应对孩子生病的重要前提。

R 妈提示

国内一般是肛温（耳温）超过 38.5℃、腋温超过 38℃时给予退热药治疗。德国的标准是肛温（耳温）超过 40.2℃、腋温超过 39.8℃时才服用退热药。

（2）补充足够的水分

必须给发热的孩子补充足够的水分，包括温开水、果汁、运动饮料、水果等（最好是多喝温开水）。因为体液、尿液、汗液都是降温的必要途径，各种降温药也都是利用排出体液来达到降温的目的，而且用降温药之前也必须有足够的入水量做前提，打点滴就是一种被动输入水分的方法。一般而言，体重 10 千克者至少一天应摄入 1000 毫升水，20 千克者则至少应摄入 1500 毫升水。若天气闷热导致多汗，应再增加水的摄入量。

（3）预防高热惊厥

孩子 6 个月以后，建议家里准备些退热贴，一旦发热超过 38℃即可在脑前、脑后各贴一片，这样有利于保护脑细胞不受高热的损害。如果没有退热贴，可以用湿毛巾敷前额，这种方法传统、简单而经济，效果与退热帖一样。发热多半由上呼吸道疾病引起，可以给孩子喝一点常备的感冒冲剂类中药，前提是父母要分清孩子是风寒感冒还是风热感冒。

比较安全、常用又有效的药物退热方法主要有两种：一是给孩子肛塞一粒小儿退热栓，二是用安乃近 1～2 滴滴鼻。也可以用酒精擦拭降温，但要注意在孩子的腋下、腹股沟、颈部等大动脉处擦拭即可，不要全身擦拭，否则很可能造成酒精中毒。此外，擦拭完酒精后要立刻用被子、毯子等物把孩子盖上。

婴儿皮肤娇嫩、毛细血管丰富，不能用成人常用的浓度为 75% 的酒精擦拭，而要用浓度为 25%～35% 的酒精。如果家中没有这种酒精，只有高度白酒，则稀释后方可使用。而且酒精擦拭退热，一般只适合于高热、无寒战又无汗的情况，而高热、寒战或伴出汗者不宜用酒精擦拭。囟门尚未闭合、高热无寒战又无汗的孩子可使用囟门逼汗法退热。爸爸（一定要是年轻男性）双手搓热，用掌心捂在孩子的囟门上，坚持 10～20 分钟，逼出汗即可。年轻男性的阳气重一些，一般情况下远比产后气血两虚的母亲捂效果好得多。

如果上述方法都不见效，或是体温过高，可以马上给孩子洗一次温水浴。在水里浸得时间稍长一些，洗过之后 15 分钟再测一次体温，如果不降可以再洗一次。可以用热毛巾在孩子的颈部两侧、腋下、腹股沟多擦几遍，直到皮肤发红为止，这样有利于散热。

使用以上方法，孩子的体温一般来说是可以控制的。至少可以保证孩子不会受到高温的威胁，不会发展为高热惊厥，有足够的时间观察、转移和等候医治。

（4）寒战期和退热期的护理

发热可以简单地分为寒战期和退热期。

寒战期：四肢冰冷、发抖，应该予以保暖，如增加衣被、热敷四肢、摄入温开水等。如果在寒战期出现头痛，可使用冰枕减缓不适感（小于 3 个月的孩子建议用水枕）。

R 妈提示

请正确记录发热天数、体温度数以及其他症状供医师参考。

退热期：四肢温暖、流汗，可减少衣被，穿宽松的衣服，保持室内空气流通，室温宜保持在 24℃～26℃（夏季室温可再下降），使用冰枕及擦澡。使用冰枕 5～10 分钟后须注意四肢是否温热，若冰冷则须再保暖，暂停用冰枕（小于 3 个月的孩子建议用水枕）。退热期可以洗温水澡（水温 36℃～37℃，泡 20～30 分钟），使皮肤微血管扩张，借水蒸气达到散热的目的。

3 发热时饮食五忌

一忌多吃鸡蛋。鸡蛋内的蛋白质在体内分解后会产生一定的额外能量，使机体能量增多，加剧发热症状，延长发热时间，增加孩子的痛苦。

二忌喝豆浆。豆浆会影响药物的分解、吸收，降低药效。而且，豆浆蛋白质含量比牛奶还高，所以在身体比较脆弱时会导致身体难以吸收。

三忌多喝冷饮。如果是不洁食物引起的细菌性痢疾等导致的发热，胃肠道功能下降，多喝冷饮会加重病情，甚至使病情恶化而危及生命。

四忌多食蜂蜜。蜂蜜是益气补中的补品，多食会使孩子的内热得不到很好的疏解，容易并发其他病症。1岁以内的孩子食用蜂蜜还会导致肉毒杆菌毒素中毒。

五忌强迫进食。有些家长认为发热消耗体力，于是强迫孩子进食。这种做法，不仅不能促进孩子的食欲，反而会加重孩子的胃肠负担，甚至引起呕吐、腹泻等，使病情加重。

♡妈提示

很多孩子睡觉前或者睡觉中发热是饮食习惯的问题，而不是炎症或者体质问题。比如，睡前给孩子喝热奶，导致孩子睡眠中发热和大量出汗。建议给孩子喝奶的温度不要超过30℃，夏天常温即可。奶的温度太高一则影响营养吸收，二则对孩子的睡眠、口腔黏膜和胃肠黏膜有不利影响，容易导致发热和咽喉红肿、肺热、咳嗽等上呼吸道问题的出现。

④ 推荐食疗方

生姜红糖水【6个月以上、风寒发热适用】

原料 生姜1~2片，红糖适量。

做法 把姜片放入碗中，加适量红糖，开水焖泡10分钟或用砂锅小火煮10分钟。

用法 每日2次，2日即可痊愈。如果在水里再加两三段1寸长（约3厘米）的葱白，更有利于孩子发汗。具有同样疗效的还有红糖姜水冲鸡蛋（北方）、淡豆豉葱白煲豆腐（南方）。

孩子如果出现咽喉肿痛、舌苔黄、小便黄而气味重，说明内热较重，这时不能喝姜糖水，而应喝温开水（可以在水中加少量盐）；或者用白茅根、芦根各10克，冰糖适量，同煮水给孩子喝。

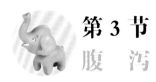

第 3 节
腹　泻

1 应对腹泻六原则

孩子腹泻最常见的原因是天气变化和饮食不当，家长应对时应该注意以下六原则。

（1）孩子长时间腹泻，首先要确定是什么原因引起的。可以把孩子的大便装在干净的玻璃瓶里，拿到医院化验，这样可以避免交叉感染。确定病因以后有针对性地用药和护理就很简单了。

（2）孩子短期腹泻可以想一想：孩子最近吃什么了？是否腹部受凉了？是什么原因引起的？我的孩子有一次腹泻，是因为吃了进口提子（阴性，比较凉），加上天气变化，合并肠胃功能紊乱，导致腹泻，但并无发热、腹痛等症状，这种非菌痢型腹泻用小儿中药（例如蒙脱石散、赤石脂、白芍、茯苓、甘草等）或者高纯度益生菌就可以达到治疗效果。邻居阳阳的腹泻经化验确诊是痢疾杆菌引起的，有发热、腹痛、大便黏液甚至脓血等症状，需要用消炎药配合止泻药才能达到治疗效果。

（3）孩子腹泻不会马上就好，都有一个逐渐好转的过程，最快也需要 1～3 天，父母们要有心理准备。

（4）腹泻期间的万用食疗方是：小米粥油加大枣。

（5）腹泻期间不要给孩子吃油腻、生冷、干硬、粗纤维等不容易消化的食物，特别要忌食既胀气又不易消化的牛奶、鸡蛋、蔗糖等食物。

（6）腹泻严重的孩子应该及时补充水分，葡萄糖水或者淡盐水都可以，预防脱水。

R 妈提示

要避免长期使用广谱抗生素，广谱抗生素的长期使用会导致肠道菌群紊乱，使腹泻加重或者久治不愈。

2 推荐护理方法

（1）艾熏治腹泻

将艾条点燃后，在孩子肚脐至小腹部位（强烈建议购买艾灸盒），与皮肤相隔1寸（约3厘米）的距离来回熏，1岁以下的孩子熏5分钟，1～3岁的孩子熏10分钟。腹泻严重的孩子可以每日熏3次，但是不能连续熏3日以上，否则容易导致内热。实践证明这种方法既简单又有效。

> **R妈提示**
>
> 用艾条直接熏，家长一定要注意及时弹掉艾条上的烟灰，不能让烟灰掉落在孩子娇嫩的皮肤上。最好在孩子睡觉的时候熏，不要让孩子乱动，以防烫伤。

（2）姜汁按揉治腹泻

如果孩子是因为腹部进了凉气导致腹泻，妈妈可以把老姜在嘴里嚼出汁液来，按在孩子肚脐上，顺时针按揉3分钟。姜汁很辛辣，孩子打嗝或者放屁以后症状就会缓解。虽然当时不会立即见效，但多揉几次对风寒腹泻很有帮助。

3 推荐食疗方

腹泻的时候，孩子身体丧失了大量的水分、营养素和矿物质，应及时补充，否则很容易导致营养不良，身体恢复得也慢，还容易使抵抗力进一步下降，出现更多的问题，饮食应以软、烂、温、淡为主要原则。非菌痢型腹泻，可以喝一些脱脂酸牛奶，适当补充益生菌对孩子很有好处。需要注意的是，大剂量、高纯度的益生菌应在餐后2小时后使用，否则会增加肠道蠕动，胃里又没有食物，会越吃越拉。

苹果水【4个月以上、非菌痢型腹泻适用】

原料 苹果1个，水50毫升，盐少许。

做法 将苹果洗净，连皮切碎，加水和少量盐，煎汤代水用。

用法 可作为孩子的日常饮水，6个月以上的孩子可以吃苹果泥。

功效 苹果中的果胶能吸附毒素和水分，鞣酸有收敛作用。

R妈提示

菌痢型腹泻忌食苹果，吃了会腹泻得更厉害。可以给菌痢型腹泻患儿做些阴米粥、大蒜粥，止泻，促消化。

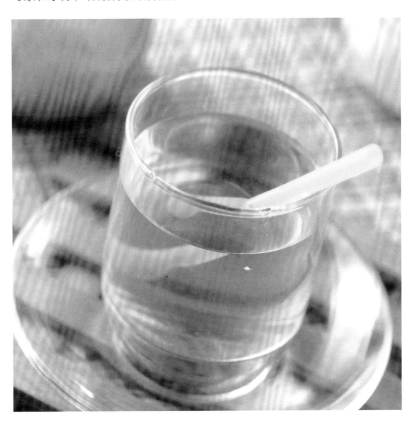

薏米鸡金粥【1 岁以上、非菌痢型腹泻适用】

原料 大米正常煮粥量，薏米 30 克，鸡内金 1 个。

做法 薏米提前浸泡 24 小时，与鸡内金、大米一起煮粥。

用法 作为正餐主食，可健胃消食。

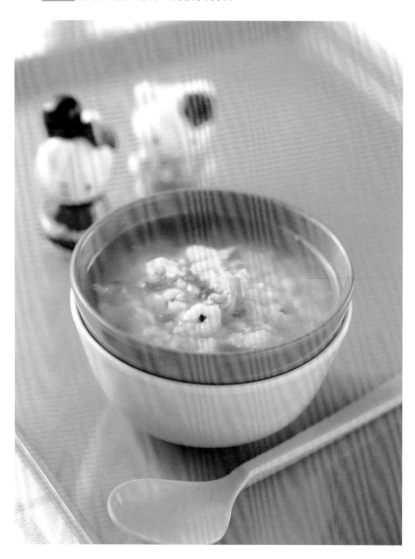

　　伤食型腹泻是非菌痢型腹泻中最常见的一种，这种腹泻多发生在已添加辅食或刚刚添加辅食的孩子身上，常伴有腹胀、腹痛。腹泻前孩子哭闹，大便酸臭如蛋花状，孩子有口臭，不思饮食。孩子一旦出现伤食的症状就要减少辅食的量及哺喂次数，少吃肉类、鱼虾，以清淡为主。

胡萝卜山楂煎汁【8个月以上、伤食型腹泻适用】

　　原料 炒山楂（不是新鲜的山楂，药店可以买到）15 克，胡萝卜 2根，红糖适量。

　　做法 胡萝卜洗净、切小块，与炒山楂和红糖放在一起，加水煎汁。

　　用法 可作为孩子的日常饮水，连喝 2 ~ 3 天。

荠菜水【8个月以上、伤食型腹泻适用】

　　原料 新鲜荠菜、水适量。

　　做法 荠菜择洗干净，加水用文火熬至 50 毫升，弃菜取汁。

　　用法 让患儿一次喝完，每日 2 ~ 3 次。

　　日常饮水的补充可以用大麦茶，具有公认的保健作用，早已被日本、韩国妈妈用作处理婴儿腹泻的家庭常备饮品，并具有清热解毒、助消化、健胃暖胃等功效。

脾虚型腹泻是最常见的一种腹泻，主要症状：稍进油腻食物或饮食稍多，大便次数就明显增多，有时泻有时止或久泻不愈；大便稀薄或伴有不消化食物（比如白色奶块）；饮食减少，食后脘闷不舒，面色萎黄或苍白，神疲倦怠，舌淡苔白。这类孩子多伴有先天不足，体质较弱，多半是由于早产、剖宫产或是母亲饮食过于寒凉造成的。脾虚的孩子食疗首先就是喝粥！如果能够做到每天喝山药薏米（1：1）粥（1岁以上，1周3～5次，最少连喝1个月），就可以起到补脾健胃的作用。

栗子糊【10个月以上、脾虚型腹泻适用】

原料 栗子3～5个，水适量。

做法 栗子去壳捣烂，加水煮成糊状。

用法 每日2～3次。

秋季腹泻以湿热型腹泻最多见，主要症状：大便如水样，或呈蛋花汤样，伴有少许黏液或有不消化的食物，呈草绿色或黄色；小便黄少，发热，伴舌苔厚腻。平时的饮食清热、祛火、排湿很重要。

红枣陈皮汤【6个月以上、湿热型腹泻适用】

原料 红枣12个，干陈皮（晒干的陈皮）10克。

做法 把红枣炒成微焦，和陈皮一起煮15分钟即可。

用法 给孩子当水喝。

乌梅汤【8个月以上、湿热型腹泻适用】

（原料）乌梅 10 个，红糖少许，水 500 毫升。

（做法）将乌梅和红糖放入砂锅中，加凉水大火煮开，再转小火煮 5 ～ 10 分钟。

（用法）当日常饮水给孩子喝。

风寒型腹泻主要是哺乳期母亲受凉感冒、孩子腹部或手脚受凉、寒凉食物（温度和性质都算）摄入过量、换季的时候在室外吸进冷空气等原因造成的。主要症状：大便稀薄如泡沫状，色淡，臭气少；肠鸣腹痛，伴有发热、鼻塞流涕等症状。哺乳期母亲可以用艾叶煮水泡脚并饮用红糖姜水护理和食疗。

姜枣饮【6个月以上、风寒型腹泻适用】

（原料）红枣 5 个，干姜丝 3 克。

（做法）将红枣和姜丝放入瓷杯中，加入沸水，加盖泡 10 分钟。

（用法）作为饮用水随时饮用。

糯米固肠饮【10个月以上、风寒型腹泻适用】

（原料）糯米 30 克，山药 15 克，胡椒末、白糖少许。

（做法）

❶ 糯米略炒，山药去皮、切小片。

❷ 将糯米和山药一起煮粥，熟后加胡椒末、白糖少许。

（用法）可作为主食给孩子吃。

第4节
便 秘

① 儿童便秘害处多

　　粪便在大肠内停留时间过长，大量水分被吸收，就会干硬，无法顺利排出，这就形成了便秘。日本学者饭野节夫在《儿童饮食与健脑》一书中指出，儿童便秘会变得呆头呆脑。他在研究中发现，2～6岁的儿童如果长期便秘，很容易造成注意力不集中、缺乏耐性、贪睡、喜哭、对外界变化反应迟钝、不爱说话、不爱交朋友等问题。经常性便秘，婴幼儿会感到腹胀不适，但因无法表述自己的这种不适，更不能引起家长的重视，其注意力过多集中在便秘不适上，故会对外界事物淡漠而显得呆头呆脑。有的孩子几天排便一次；有的虽然排便，但量太少。由于体内不能及时将废料排出，蛋白质腐败物就被肠道吸收到体内，容易引起毒性反应。便秘的儿童常会感到头晕、头痛、焦躁不安、腹胀、食欲减退、口酸口臭、眼屎及湿疹增多，对健康非常不利。

② 儿童便秘的常见原因

- 由于婴儿膳食种类较局限，常吃的食物中纤维素少而蛋白质成分较高，因此，很容易发生便秘。婴儿便秘时主要表现为每次排便时啼哭不休，甚至发生肛裂。肛裂的发生使婴儿对解大便产生恐惧心理，造成恶性循环，加重便秘。特别是没有接受母乳喂养的婴儿，饮食大多以牛奶、糖类为主，如果不注意添加有益排便的辅食，常从婴儿期就发生便秘。幼儿期若以市售精细儿童食品为主食，便秘就会更为严重。

- 婴幼儿处于快速生长发育期，容易产生内热，如果过多摄入肥甘厚味的食物，偏食，不吃蔬菜、水果，时间长了可能造成消化功能下降，让食物长时间滞留在肠道内又生内热，两热相加，损伤体内津液，形成便秘。

■ 有的孩子自幼被溺爱，缺乏规律睡眠，尤其是夜晚不睡、白天多睡者，最易发生便秘。另外，有的孩子没有养成定时（尤其是晨起）排便的习惯，也会发生便秘。

3 推荐治疗方法

0 ~ 3岁的孩子便秘需要使用内外结合的方法，通过耐心的治疗才能根除。

（1）食用双歧因子

人体内最大的微生态环境是肠道，其中生活着一百余种、数以十万亿计的细菌，包括有益菌、有害菌和中立菌三大类。其中，双歧杆菌是最主要的有益菌，具有抗氧化和清除自由基的作用。它是肠道的守护神，与肠黏膜细胞结合形成微生物屏障，抑制有害菌生长，抵御外来病原菌入侵，增强人体免疫力。便秘会造成益生菌缺水而无法繁殖，食用双歧因子后，双歧因子不但能为益生菌提供食物，还能保留肠道水分，促进肠道蠕动。

（2）养成良好的饮食习惯

鼓励孩子多吃新鲜蔬菜（不建议食用菠菜，因为菠菜含有较多草酸）、水果（不建议食用反季节水果，6个月以内的婴儿不要吃梨）；多吃五谷杂粮，如荞麦、玉米、大麦等富含纤维素的食物。忌食冰激凌，奶酪、精米、胡萝卜等不要过量进食，因为这些食物会加重便秘。食物的品种和花样可以多一点，以保持营养均衡。注意每天给孩子补充足量的水。

建议家长自己动手制作新鲜的酸奶。自己做酸奶，益生菌含量有保证（国内标准每克100万活性菌达标，国际标准每克1000万活性菌达标）。一般成品酸奶能保证14天之内活性菌不会低于这个标准，超市购买的酸奶一定要看清不要含有防腐剂、稳定剂、香精、色素等食品添加剂。

（3）养成良好的生活习惯

■ 养成按时吃饭、按时睡觉的好习惯，形成有规律的人体生物钟。这样有利于孩子胃液正常发挥作用，有助于食物的消化。

■ 婴儿从出生60天起就可以训练定时排便。因进食后肠蠕动加快，常会出现便意，故一般宜选择在进食后让孩子排便。建立起大便的条件反射，就能起到事半功倍的效果。

■ 注意保持口腔卫生。牙齿不好，孩子就会变得挑食、食欲不振，这也会影响其排便的能力。所以，平时除了教育孩子注意餐后正确刷牙外，也应定期（每3个月）带他到牙医诊所检查。

（4）婴儿便秘的治疗方法

婴儿便秘首先要寻找原因，若系母乳量不足所致的便秘，常有体重不增、食后啼哭等表现。对于这种便秘，只要增加乳量，便秘的症状即可缓解。

配方奶粉喂养的婴儿更易发生便秘，这多半是因为配方奶粉中酪蛋白含量过多，使大便干燥坚硬，也就是通常说的"上火"。这种情况就要在日常生活中多食用清热祛火的食物，如生麦芽等。可适当增加果汁，如鲜榨橙汁、苹果汁等。

对于6个月以上的婴儿，可适当增加辅食，最好将卷心菜、青菜、荠菜等切碎，和蓖麻油一起放入米粥内同煮，做成各种美味的菜粥给孩子吃。辅食中含有大量的B族维生素等营养素，可促进肠肌肉张力的恢复，对通便很有帮助。

父母应根据上面提到的方法结合孩子的实际状况，不断地耐心加以调整，这个过程有可能是几个月，甚至是半年，必须是量变到质变的过程。

R妈提示

婴儿的胃肠道神经调节功能不健全，胃肠功能发育不完善，切忌用药物通便，否则容易导致胃肠功能紊乱、发生腹泻。

4 推荐食疗方

甜杏仁粥【10 个月以上适用】

原料 甜杏仁 5 ～ 10 克，大米正常煮粥量。

做法 将甜杏仁用食物料理机打碎，与大米同煮成粥。

用法 1 岁以下的孩子甜杏仁每天食用不能多于 10 克，1 ～ 3 岁不要超过 30 克。如果用成品杏仁露 1 岁以下不建议多于 100 毫升，1 ～ 3 岁不能多于 200 毫升。

> **R 妈提示**
>
> 这里的杏仁指甜杏仁，而非入药的苦杏仁（苦杏仁药性较强，小宝宝吃容易中毒）和美国大杏仁。

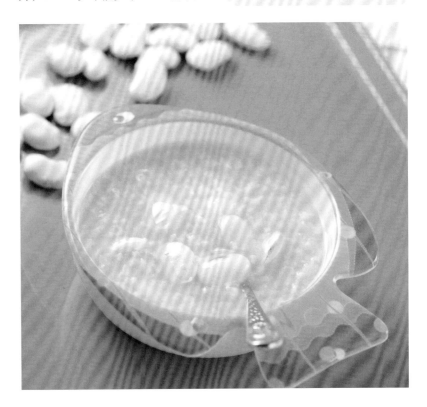

松子芝麻粥【10个月以上适用】

原料 松子10克，黑芝麻5克，大米正常煮粥量。

做法 将上述3种食材同煮成粥。

用法 可作为孩子的正餐主食，补虚润心，清肠燥。

自制酸奶【1岁以上适用】

原料 有机奶粉500毫升，发酵菌1袋。

做法 将发酵菌种与有机奶粉（配方奶粉和高钙奶粉等多数发酵效果较差）混合搅拌均匀，放入酸奶机中发酵8～10小时，凝成半固体状拿出（入冰箱钝化后口感更佳）。

用法 1～3岁每日建议摄入量不超过200毫升。润肠通便，开胃健脾，促进消化，适合各个季节。

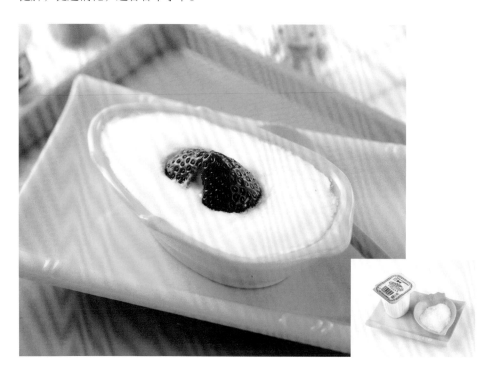

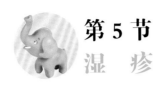

第 5 节
湿　疹

1 湿疹因何而来

　　婴幼儿患湿疹的原因是多方面的，医师也需要结合每个孩子的情况具体分析。孩子有湿疹，父母可以按照以下方向查找原因。

■ **一般认为，有遗传倾向的过敏体质的孩子在消化不良或喂养不当时容易引发湿疹。**也就是说，很多本身有过敏史的妈妈在怀孕前、怀孕中没有调整好或者忽略了这个问题，或者饮食没注意，摄入了过多的湿毒食物，或者摄入了过多有人工添加剂或受环境污染的食物，导致孩子出生后某些基因链断裂，引发湿疹。

■ **与孩子及哺乳期妈妈摄入牛奶、鸡蛋、鱼虾、花生等异体蛋白质有关。**哺喂母乳的妈妈应仔细记录自己每日的饮食，并找专业营养医师咨询，请医师给出食疗建议。

■ **除个体因素外，环境因素也有一定关系，**如花粉、皮毛纤维及化学挥发性物质等吸入物，肥皂、硬水、毛料衣物等接触物。

　　经过仔细排查，湿疹发生的大体原因和方向就能确定。除了必要的用药外，只要避免导致湿疹的食物和环境因素，湿疹是可以控制的。

2 推荐护理方法

（1）萝卜叶姜汁

　　取白萝卜的干叶煎熬成汁，再混入姜汁，用以擦拭患部，一般一两周后可以恢复。

（2）紫草油或紫草膏

　　紫草油或紫草膏有凉血活血、解毒透疹的功效，可用于血热毒盛、斑疹紫黑、麻疹不透、疮疡、湿疹、烫伤。

可以到中药房购买紫草，取洁净搪瓷容器，加入净选后的紫草和一定量的清油（质地轻盈的植物油），加盖浸泡（常温 30 日左右，隔日搅拌）。待浸泡程度适宜，清油呈紫红色时，用多层纱布过滤，将滤液分装成瓶（每瓶 200 毫升）。夏天加点冰片，紫草与冰片的重量比例是 5：1。湿疹或者夏天虫子叮咬以后全家都可以用，效果非常好！

（3）苦瓜汁

苦瓜内含奎宁，具有清热解毒、祛湿止痒之功效，可用于治疗热毒、疔疮、痱子、湿疹等病症。可榨苦瓜汁，用纱布包起来轻拍患部，每日3次。

3 推荐食疗方

湿疹患儿首先应该从生活和饮食上注意预防复发。不宜吃易上火的食物，平时多吃一些有凉血功效的茶或草药。"三分治疗、七分保养"，一定要记牢！

马齿苋煎【4个月以上适用】

原料 鲜马齿苋 30 ~ 60 克，水 500 毫升。

做法 将鲜马齿苋放入砂锅中，加水，加盖小火煮 10 分钟。

用法 外洗出生后即可试用，内服 8 个月后可每日 3 次、每次10 ~ 30 毫升。

冬瓜汤【4个月以上适用】

原料 带皮冬瓜及水适量。

做法 将冬瓜带皮切小块，煮汤食用。

用法 咀嚼能力差的小婴儿只喝汤，大婴儿可以吃冬瓜。

黄瓜煎【4个月以上适用】

原料 黄瓜皮适量，糖少许。

做法 黄瓜皮加水煮沸 3 分钟，加少许糖。

用法 每日 3 次，分服。

绿豆海带粥【8个月以上适用】

原料 糯米正常煮粥量，绿豆 30 克，水发海带 50 克，红糖少许。

做法

❶ 绿豆提前浸泡几小时，然后与糯米一起煮成粥。

❷ 将海带切成碎末，调入粥中煮 3 分钟，加入红糖即可。

用法 可作为正餐主食给孩子吃。

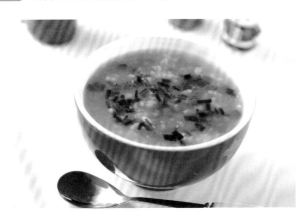

薏米红豆煎【1岁以上适用】

原料 薏米 30 克，红豆 15 克，白糖少许。

做法 将薏米和红豆提前浸泡几小时，然后加水同煮至豆烂，加少许白糖。

用法 早晚分服。

第6节
口腔溃疡

口腔溃疡的 N 种可能性

- 婴幼儿黏膜和皮肤比较薄，口腔和肠道菌群在初始阶段不够稳定，易导致口腔被细菌侵蚀，造成菌群紊乱型口腔溃疡。

- 睡眠状态不佳、白天过于兴奋或心火肝热的孩子非常容易口腔溃疡，尤其是母亲上火或干燥节气喝水较少的阴虚体质的孩子易出现口腔溃疡。

- 中医学认为，小儿过食肥甘厚味致心脾蕴热、熏蒸口舌，或复感邪毒、瘀阻气血、腐蚀肌膜，易患本病。也就是说，口腔容易溃疡的孩子多是吃了过量的甘甜辛热的食物。如果长期反复溃疡，建议看中医后对症食疗。

- 手足口病（参见本书 202 页）。这种病也有与疱疹性口腔炎相类似的症状，好发于 5 岁以下小儿，具有流行性。患病后口腔损害遍布唇、颊、舌、腭等处，为很多小水疱，极易破裂，破后形成多个小溃疡。除口腔部位外，在手掌、足底、臀部皮肤上亦可出现分散的小水疱，所以称之为手足口病。

- 口疮。比较常见，但病因不一。有的是因为口腔黏膜有不明显的伤口造成的，有的是因为压力过大造成的，还有的是因为食物中缺乏 B 族维生素与锌。初期口腔黏膜会有灼烧感，接着会发红，并形成许多小溃疡，相当疼痛。常见部位在舌侧黏膜、口腔底部和舌头上。

- 外伤。凡是烫伤、刺伤、误食有腐蚀性的东西等，都会引起口腔黏膜受伤，继而引发溃疡。

- 药物过敏。特殊体质的孩子可能会因为药物或感染等不明原因而引起所谓的多形性红斑疾病，孩子身上会出现靶形红斑，眼睛、嘴唇、口腔、生殖泌尿道均有发炎、溃烂的情况。

R 妈提示

有的家长喜欢给孩子喝热奶（不要超过 45℃），导致孩子娇嫩的黏膜长期处于红肿充血状态，极易引起口腔溃疡和黏膜免疫力低下等问题；有的家长在孩子口欲期内给孩子的磨牙食品或物品有硬角，也是容易引起口腔黏膜破损的诱因之一。孩子无法分辨食物与玩具的卫生与安全性，请家长多加关注。

2 减轻疼痛的方法

无论哪种原因造成的口腔溃疡，孩子都会感到非常疼痛，吃东西的时候更明显。溃疡在短时间内无法痊愈，一般需要经过一两周的时间才能痊愈。家长可以通过以下方法减轻孩子的痛苦。

（1）找到溃疡部位

在孩子有口腔溃疡时，要仔细观察孩子的口腔，找到溃疡的具体部位。如果溃疡在颊黏膜处，就要进一步找到造成溃疡的原因，比如看看患处附近的牙齿是否有尖锐、不光滑的缺口，如果有这种缺口，就应当带孩子去医院处理。

（2）饮食镇痛

不要给孩子吃酸、辣或咸的刺激性食物，否则孩子的溃疡处会更疼。应当给孩子吃流食，以减轻疼痛，也有利于溃疡处的愈合。建议多吃青菜汁和滋阴的藕粉羹、坚果羹、粗粮米糊等。

对口腔溃疡的治疗方法虽然很多，但基本上都是对症治疗，目的主要是减轻疼痛或减少复发次数，不能完全控制复发，所以

R 妈提示

家长的心态一定要平和稳定。可以试着转移孩子的注意力，多关心孩子，多和孩子谈心，给孩子创造一个轻松愉快的生活环境。家长的稳定心态可以帮助孩子快速度过烦躁期。

口腔溃疡预防尤为重要。平常应注意保持口腔清洁，常用淡盐水漱口，生活起居有规律，保证充足的睡眠，坚持体育锻炼，饮食清淡。多给孩子吃一些富含维生素 B_2 的食物，如牛奶、动物肝脏、菠菜、胡萝卜、白菜等，督促孩子多喝水；少食辛辣厚味的刺激性食物，忌吃烧烤油炸及热性食物，如辣椒、生葱、生姜、大蒜、烟、酒、羊肉等。保持大便通畅，保持心情愉快，避免过度活动。

3 应重点补充的营养素

口腔溃疡应该重点补维生素 C、叶酸、维生素 B_{12}、锌、铁等营养素。

（1）维生素 C

维生素 C 可以帮助皮肤和骨骼胶原蛋白生成，增强皮肤和黏膜的愈合和抗感染能力，提高免疫力，帮助肝脏代谢药物，具有解毒功能。

R 妈提示

维生素 C 提纯制剂本身有酸的特性，撒在溃疡面上会刺激溃疡面疼痛。一般孩子不会配合含服在溃疡面，家长应注意这点。

摄入维生素 C 的最好方法是从食物中补充，因为如果服用维生素 C 补充剂，1 ~ 2 小时就会被完全吸收和排泄，而从饮食中摄取的维生素 C 则会以缓慢的速度被吸收利用，停留在体内的时间较长。如果孩子能从三餐中充分摄取维生素 C，将足以满足身体一天所需。

维生素 C 的主要食物来源是新鲜的蔬菜与水果，如青椒、菠菜、西红柿、柑橘、山楂、柚子、草莓、橙子、橘子等，野生的蔬菜和水果有荠菜、刺梨、沙棘、猕猴桃和酸枣等。每日 200 克白菜或菠菜、西蓝花、芹菜、或 50 克菜花、柚子、红枣、山楂等，可满足 1 ~ 3 岁孩子每日对维生素 C 的生理需求。

（2）锌

有些孩子溃疡反复发作，适当补锌会有所好转。锌在肌红蛋白里含量最高，比如牛肉、猪肉、动物肝脏，还有硬坚果，但婴儿不能吃硬坚果，爸爸妈妈可以把坚果磨成粉，冲泡给婴儿喝。

（3）维生素 A

在口腔溃疡这个问题上，我们主要用到维生素 A 维持皮肤黏膜层的完整性和维持、促进免疫功能的作用。可以通过鱼肝油或维生素 A 含量丰富的辅食进行补充，如动物肝脏（每 100 克鸡肝含维生素 A 10414 微克，每 100 克猪肝含维生素 A 4972 微克）、蛋类（每 100 克鸡蛋含维生素 A 310 微克）、牛奶（每 100 克含维生素 A 24 微克）、奶制品、鱼肝油等。

胡萝卜素在深色蔬菜中含量比较丰富，按每 100 克计算，西蓝花含 7210 微克，胡萝卜含 4010 微克，菠菜含 2920 微克，苋菜含 2110 微克，生菜含 1790 微克，油菜含 620 微克，荷兰豆含 420 微克。水果中杧果（8050 微克）和枇杷（700 微克）维生素 A 含量比较丰富。

（4）B 族维生素

维生素 B_2（核黄素）、维生素 B_{11}（叶酸）、维生素 B_{12}（钴胺素）等 B 族维生素有促进细胞再生，促进皮肤、指甲、毛发的正常生长，帮助消除口腔内、唇、舌炎症的作用。B 族维生素还可与其他物质相互作用，帮助碳水化合物、脂肪、蛋白质代谢，提高机体对三大产能营养素的吸收利用。B 族维生素有参与药物代谢、提高机体对环境应激适应能力的作用，但单一摄入其中的一种，远没有摄入全部 B 族维生素吸收利用效果好。B 族维生素是个协同作战能力极强的家族。

B 族维生素广泛存在于奶类、蛋类、各种肉类、动物内脏、谷类、蔬菜（特别是绿叶蔬菜）和水果等动物性和植物性食物中。粮谷类食物维生素 B 主要分布在谷皮和胚芽中，碾磨加工可丢失一部分维生素 B，如精白米维生素 B_2 的存留率只有 11%，小麦标准粉维生素 B_2 的存留率只有 35%，因此谷类加工不宜过于精细。

4 推荐食疗方

鸡蛋绿豆水【8个月以上适用】

〖原料〗 鸡蛋1个，绿豆适量。

〖做法〗

❶ 将鸡蛋磕入碗内打散。

❷ 绿豆放陶罐内冷水浸泡10分钟，煮沸约2分钟(不宜久煮)。

❸ 这时绿豆还未熟，取绿豆水冲鸡蛋花饮用。

〖用法〗 每日早晚各1次，治疗口腔溃疡效果好。

西瓜汁【8个月以上适用】

〖原料〗 西瓜1/2个。

〖做法〗 挖出西瓜瓤，挤取汁液。

〖用法〗 让患儿将西瓜汁含于口中，2～3分钟后咽下，再含新汁，反复数次。西红柿汁也有同效。

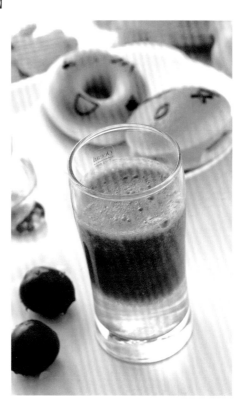

核桃壳水
【8个月以上适用】

〖原料〗 取核桃壳15只左右。

〖做法〗 将核桃壳用水煎汤。

〖用法〗 口服，每日3次，连续3日可治愈口腔溃疡。

杂果羹【9个月以上适用】

〔原料〕藕粉，坚果（松子、核桃、芝麻、杏仁各5克，总量不超过20克），干果（葡萄干、蔓越莓干、蓝莓干各5克），蜂蜜（1岁以上）或黑糖少许。

〔做法〕坚果、干果、藕粉、黑糖放入粉碎机，加凉白开水搅拌粉碎均匀，倒入砂锅小火稍煮熟即可。

〔用法〕每日作为辅食适量添加。

竹叶粥【1岁以上、心火旺盛或脾胃积热适用】

〔原料〕鲜竹叶24克（淡竹叶干品也可，12克，中药店有售），石膏30克，大米正常煮粥量，砂糖适量。

〔做法〕将以上材料同煮成粥。

〔用法〕每日作为主食适量添加。

淡竹叶　　　　　　　石膏

二冬粥【1岁以上、阴虚火旺型适用】

〔原料〕麦冬9克，天冬9克，玄参9克，大米正常煮粥量，冰糖适量。

〔做法〕将以上材料同煮成粥。

〔用法〕每日作为主食适量添加。

麦冬　　　　　　天冬　　　　　　玄参

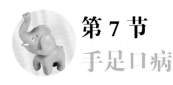

第7节
手足口病

手足口病多可自愈

潜伏期 3～5 日，有低热、全身不适、腹痛等前驱症状。1～2 日内口腔、咽、软腭、颊黏膜，以及舌、牙龈出现疼痛性粟粒至绿豆大小水疱，周围绕以红晕，破溃成小溃疡。由于疼痛，患儿常流口水和拒食。同时手足亦出现皮疹，在手足的背侧面和手指（脚趾）背侧缘、指甲周围、掌跖部，出现数目不定的水疱。除手、足、口外，亦可见于臀部及肛门附近，偶可见于躯干及四肢。数天后干涸、消退。个别患儿伴发无菌性脑膜炎、脑炎、心肌炎等。一般全病程 5～10 日，多数可自愈，预后良好。

> "疹因与温病同，皆木气疏泄，冲开肺金，相火逆腾，中下大虚之病。大人温病以汗解，小儿温病以疹解。汗乃血所化，疹乃血所成。木气疏泄，故疹为红色。木气疏泄，分疏泄正常与疏泄不及两证。正常宜养，不及宜补。"
>
> ——《圆运动的古中医学》近代 彭子益

彭子益先生是晚清至近代时期一位博采众长的医学大家，他在《圆运动的古中医学》中指出，婴幼儿手足口病是身体木气疏泄的表现，属于机体的自然反应。因小儿先天两有余，生长发育迅速，肝木蓄积到一定时期，遇到合适的环境和节气，需要通过各种途径疏泄出来，手足口病是其中的一种表现。

肝木之气疏泄的表现是发热、眼中含泪。"凡疹病只要不发生内伤吐泻恶证，不必食药，静养七日，自然即愈""一用凉药，相火消灭，即至不救"，以上几句的意思是：手足口病期间只要没有呕吐、腹泻的表现就不用吃药，尤其是不能吃凉性药物，否则会加重病情，静养 7 日可以自愈。

2 护理注意事项

疹出之后不可食用白木耳、鱼肝油、鸡蛋、牛奶、燕窝、鱼翅、虾、鲫鱼、咸鱼、鸡肉、羊肉、牛肉、鸽肉、红糖、蜂蜜、醪糟，以及酒、胡椒、花椒、韭菜、生姜、蒜、核桃、茶、烟等动阳食物（发物），以防止动木热而伤肺阴，致热气入肺而成肺痈，或热气入目而成目疾（眼屎增多或眼睛模糊的情况尤其要注意）。

彭子益先生建议：服过发散药、寒凉药成坏病者，巴戟天黄豆饮救之。服用过温补药成坏病者，白菜心黄豆饮以救之；愈后自汗大虚、元气难复的小儿，可请中医根据体征用加减保元汤以补之。

3 推荐食疗方

四豆组方【8个月以上适用】

原料 黄豆20粒，黑豆、绿豆、白饭豆（白芸豆）各15粒（1日量）。

做法 4种豆子都是生用，多放水（1000～1500毫升），浸泡一夜后用陶瓷锅小火煮1小时至软烂。

用法 只要发热，不论疹点已出或未出，始终用此方做日常饮用水即可。服用时宜温不宜凉，不宜接触铁器，不可隔夜服用。

R妈提示

黑豆、黄豆养中养木，兼降胆经、补津液；绿豆养中养木，兼清肺热、胃热；白饭豆养中养木，兼利水排毒。白饭豆为利水食材，尿量多的患儿不用加白饭豆（去掉白饭豆即为三豆饮），如果喝了四豆饮后尿量增多也要去掉白饭豆。

没有添加豆制辅食的婴儿需要注意，有少量过敏案例，尤其是转基因黄豆概率更高一些。

白菜豆腐汤【8个月以上适用】

原料 白菜 1/4 棵，豆腐（或干黄豆）2 块，盐及香油少许。

做法

❶ 白菜洗净，掰成小块；豆腐切小块。

❷ 将白菜与豆腐入砂锅煮熟即可，出锅前放少量盐（1 岁以前不加盐）和香油。

不可加入生姜或葱白，有很多家长在这一步出现错误。原方为黄豆 50 ～ 60 粒，煮烂后加入白菜心（买不到可用娃娃菜替代），煮熟即可。

用法 可作为正餐配汤食用。此方主要针对出疹前后咳嗽的孩子，即使不发热也可以服用。

♥ R妈提示

《圆运动的古中医学》记载"此为一切药物所不能及，养金养木平热兼养中气。日日服之，平安之至，疹病盛行之时日服一剂，亦可预防。"这可能就是民间俗语——"青菜豆腐保平安"的由来吧。

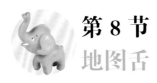

第 8 节
地图舌

1 什么是地图舌

　　人的舌头表面覆盖着一层白色的绒状物，这就是通常所说的舌苔，它由数量很多的丝状乳头组成。舌苔高 1～3 毫米，其间还散落着一些红色蕈状颗粒，叫"菌状乳头"（一种有味觉的组织）。地图舌是部分菌状乳头脱落造成的，一般呈圆形或椭圆形，不规则，边缘常有一圈灰白色隆起，粗看很像一幅地图。由于经常表现在舌面的不同部位，并可变换大小和形状，具有游走的特点，所以又被称为"游走性舌炎"。

　　中医认为小婴儿出现地图舌一般和反复生病、脾胃功能失调（主要是脾胃虚弱、消化吸收不好）有关。从营养学角度来看，因反复生病消耗大量的维生素和矿物质，身体储备不足，加之生病用药或发热期间饮食结构不合理、喂养不当导致的消化功能减弱、肠胃菌群失调等诸多原因，造成身体短时间内放弃某一部分非必要功能以确保主要功能的运转，地图舌就是其中的一种表现。

2 地图舌的两种体征与调养

- 易反复感冒的孩子体质较虚弱，平时很容易疲劳，夜间出虚汗，大便干燥，两三日一次，面色虽有些苍白，但口唇却十分艳红，像涂了口红一样，感冒月月有，肺炎常光顾，有时还会出现低热，用中医理论归纳就是气虚阴亏，调整方向以补气、养阴、清热为主，重在提高机体免疫力，减少呼吸道感染。身体强壮了，剥脱的舌苔就会重新长出。
- 脾胃功能失调的孩子体质羸弱，面色发黄，胃口不好，挑食偏食很明显，饮食稍不注意就会引起腹胀腹痛，有的还贫血，白天一活动就会满身是汗，食疗调整重点应放在健脾开胃、消食导滞上。消化吸收一好，胃气也就旺盛了，地图舌悄然退去。

3 饮食宜忌

（1）宜

- 应该多吃一些养阴生津的食物，如：藕粉、海带、芝麻、生坚果（生松子、生核桃）、小米、麦粉、各种杂粮、豆类及豆制品。

- 要在饮食和护理方面多注意。首先地图舌的出现和营养状况有关，有时是因为维生素、微量元素缺乏所造成的。这时就要多吃新鲜的蔬菜、水果以及富含蛋白质及锌元素的食物，如牛奶、鸡蛋、鱼肉、瘦猪肉等，对地图舌的好转也有帮助。

- 面色苍白或萎黄兼有地图舌的孩子，应吃一些能够健脾益气的食物，如粳米、薏米、山药、扁豆、莲子、大枣，既能健脾益气又能和胃。做成粥一方面服用方便，孩子容易接受，另一方面可以温养脾胃、健脾益气。

（2）忌

- 忌辛辣热燥食物，如辣椒、芥末、胡椒、干姜、羊肉、狗肉等，肥肉亦应忌口。

- 少吃零食，尤其是预包装食品、含添加剂多的成品或者辅食。

- 不吃膨化食品，例如薯片。

- 不吃冷饮冰冻的食品。

- 不吃煎炸、熏烤、油腻的食物，如油饼、煎蛋、煎饼、烤羊肉串等。

4 推荐食疗方

玉竹饮【10个月以上适用】

原料 玉竹 5～10 克（建议 3 岁以下每日 5 克，3 岁以上每日 10 克）。

做法 玉竹折成小段，泡茶随时饮服。

用法 滋阴润肺，生津止渴，适用于食少口渴的孩子。

R 妈提示

源自《药粥疗法》引《粥谱》。玉竹柔润多脂，脾虚及痰湿内盛的情况不宜选用。

麦冬生地藕汤【1岁以上适用】

原料　麦冬、生地3岁以下各5克，3～12岁各10克，12岁以上各15克，配以鲜藕一段、糯米少量、桂花少许。

做法

❶ 将麦冬和生地放入锅中，加水煎取汁；

❷ 鲜藕洗净，头上切下一段，把糯米填入藕孔中，用牙签密封好两端，放入药汁内，用文火煮熟。

用法　把藕切片，与桂花糖调和当点心吃，同时饮藕汤。适于心烦口渴或兼有大便干燥、需要养阴清热的孩子。

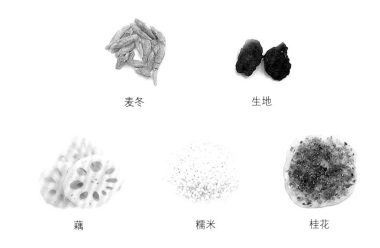

麦冬　　　　　　　生地

藕　　　　　　糯米　　　　　　桂花

饴糖麦冬膏【1岁以上适用】

原料　饴糖（麦芽糖）适量，麦冬100克。

做法　麦冬浸泡一晚，加水适量，煎取浓汁，再加饴糖收膏。

用法　每日早晚1匙，用开水冲服。适用于心烦口渴、需要养阴清热、患有地图舌的孩子。

图书在版编目（CIP）数据

宝宝常见病预防调养食谱 / 邹春蕾著. —3 版. —北京：北京科学
技术出版社，2020.8

ISBN 978-7-5714-1040-7

Ⅰ.①宝… Ⅱ.①邹… Ⅲ.①小儿疾病—常见病—食物疗法—食谱
Ⅳ.① R247.1 ② TS972.162

中国版本图书馆 CIP 数据核字 (2020) 第 111784 号

宝宝常见病预防调养食谱（第 3 版）

作　　者：邹春蕾
责任编辑：潘海坤
装帧设计：天露霖文化
责任印制：吕　越
出 版 人：曾庆宇
出版发行：北京科学技术出版社
社　　址：北京西直门南大街 16 号
邮政编码：100035
电话传真：0086-10-66135495（总编室）
　　　　　0086-10-66113227（发行部）
　　　　　0086-10-66161952（发行部传真）
网　　址：www.bkydw.cn
电子邮箱：bjkj@bjkjpress.com
经　　销：新华书店
印　　制：北京宝隆世纪印刷有限公司
开　　本：710mm×1000mm　1/16
印　　张：14
版　　次：2020 年 8 月第 1 版
印　　次：2020 年 8 月第 1 次印刷
ISBN 978-7-5714-1040-7

定　　价：68.00 元